Canadian Paediatric Triage and Acuity Scale

小児救急医療での
トリアージ

P-CTAS：カナダ小児救急トリアージ・緊急度評価スケールを学ぶ

長野県立こども病院
宮坂 勝之
Katsuyuki Miyasaka

君津中央病院救命救急センター
国立成育医療センター研究所
清水 直樹
Naoki Shimizu

著

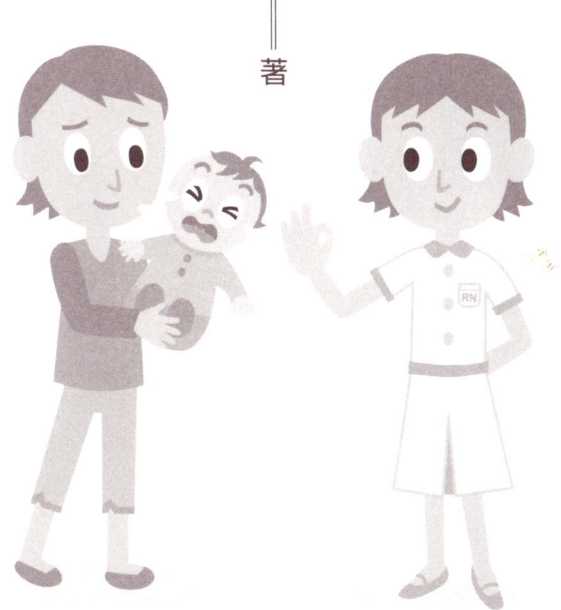

―― 協力 ――
日本小児集中治療研究会（JSPICC）☆
カナダ救急医学会（CAEP）☆☆

克誠堂出版

☆JSPICC
（日本小児集中治療研究会）
Japanese Society of Pediatric Intensive and Critical Care
http://www.jspicc.jp/

☆☆CAEP
（カナダ救急医学会）
Canadian Association of Emergency Physicians
http://www.caep.ca/default.asp

序　文

「自分の子どもや身内の具合が悪くなったらどうしますか？」という常識的判断がこのガイドラインの基底にあります。この理念は、多民族、多宗教、多文化の国民の集まりであるカナダでは日常的に共有され、私ども二人の著者もカナダでの勤務医時代に毎日のように接した貴重な経験です。

P-CTAS（Canadian Paediatric Triage and Acuity Scale; PaedCTAS）は、カナダ小児科学会 CPS とカナダ救急医学会 CAEP（理事長 Dr. Michael Murray）との共同作業で作成されました。合同作成委員会のリーダーで、トロント小児病院の前救急部長であるジャービス先生（Dr. Anna Jarvis）の仲介により、P-CTAS を日本語で紹介する許可が与えられ、ここに皆様と共有できることになりました。

CAEP の財産である P-CTAS の概要は以下のホームページで公開されています。また教育教材の購入や講習会の情報の入手も CAEP を介して可能だとはされますが、実際日本からは容易ではなく、今回のご配慮には感謝したいと思います。
http://www.caep.ca/template.asp?id=73A22E40F89D41FA9CB85D938611B8C0

本書の題名が「マニュアル」あるいは「ガイドライン」でないことでお分かりのように、あくまで P-CTAS の理解を深める基礎資料としての利用を目指して作成しました。実際の習得と理解は医師の指導の下での「講習会」と「実習」が重要になります。本書を参考として、医療指示（Medical Directives）のあり方をどうするか、あるいは誰がトリアージをするかなど、日本の事情だけでなく、各施設の状況にも合わせた仕組みを考えてゆく必要がありますが、客観性を保った発展のためにも、個々の施設を越えた共同作業が重要です。

前半で P-CTAS の概念とトリアージスケールの説明をさせていただき、第 4 章以後の後半には教育資料をつけさせていただきました。様々な規範事例とその解説を最後の部分にお示ししましたが、紙芝居形式での呈示であり、全ての情報が網羅されている訳ではありません。また、今後は臨床医と相談の上で、日本の状況にふ

さわしい症例を付加し、共有して行くことも必要だと思います。

　小児救急医療での患者側からの求めは、「困ったらいつでも、誰でも駆け込んでよい場所」の存在でしょう。しかし医療側にも、そして社会にも、それを理想の形で実現するだけの資源がない時代であるとの認識が不足しています。現実に病児を抱えてしまった患者家族側にその理解を求めるのは酷ですが、一方目の前に押し寄せる患者を前にした医療側には、現在そうした理解を求めるゆとりすらありません。

　現状の理解のままの小児救急医療は、医療従事者からみて、「患者側の身勝手」に翻弄されたうえに文句だけを言われるとの不満だけが蓄積し、積極的に取り組もうとの意欲を失わせ、結果として国民の不幸につながっています。理解しやすい尺度がないことから、本来根ざすべき患者の重症度や必要度ではなく、「先着優先の原理」だけが一人歩きしています。この日本の社会の風潮は、子どもの代弁者としての小児医療者は変えてゆかなければなりません。

　P-CTASのような明確なトリアージシステムの導入は、社会と医療施設の接点として最も軋轢が生じやすい救急部門のかかえる多くの問題を解決する効率的な手法です。ここでは当然ながら先着優先ではなく、患者の重症度や必要度が優先されます。一般社会に対する説明責任を果たす役割も持つことになります。

　具体的な方法は、施設の置かれた場所、規模、医療資源により異なり、トリアージに関わる人員も、専門の看護師だけに限られる訳ではありません。実際アジアの数か国でも工夫の上で取り入れられ、実績をあげていると聞いています。わが国でも、国立成育医療センターの2002年の開設と同時に、救急診療部門での看護師によるトリアージとして成果をあげています。

　小児救急医療の社会的な関心から、わが国でも遅まきながら小児医療資源の適切な集約化、効率化が国策になりました。そしてシステムの適正な運用と救命の連鎖をつなげるためには、1）小児救急蘇生に関わる適正な情報と啓蒙（BLS：一次救命処置，PALS：小児二次救命処置）による疾病率の低減、2）小児患者搬送体制の確立による地域医療施設のネットワーク化、3）受け皿としての小児集中治療部

序　文

門（PICU: Pediatric ICU）の確立に加えて、4）入り口としての 24 時間誰でも受け入れる救急部門の運営が重要な要素なのですが、その根幹を支えるのが、この P-CTAS に代表される来院時院内トリアージという考えなのです。

　本書の出版が、トリアージという言葉を災害現場だけの言葉にとどめることなく、特に看護師を中心とした来院時院内トリアージシステム普及の契機になることを願っています。そして、近い将来本書が教科書としての講習会の開催につながり、一人でも多くの子どもの救命と、子どもを持つ患者ご家族の不安の解消につながればと期待しております。

　本書の作成にあたり、国立成育医療センター総合診療部救急診療科の阪井裕一氏、上村克徳氏、看護部の宮澤佳子氏、伊藤龍子氏他多くのスタッフ、レジデントの方々の助言をいただきました。ここに感謝の意を表させていただきます。

平成 18 年 11 月

　　　　　宮坂勝之　長野県立こども病院院長
　　　　　清水直樹　君津中央病院救命救急センター救急・集中治療科部長
　　　　　　　　　　国立成育医療センター研究所成育政策科学研究部
　　　　NPO 日本小児集中治療研究会

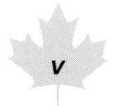

目　次

1　緒言と背景 —————————————————— 1
- 1．運用目標 …3
- 2．時間目標 …3
- 3．応答時間充足率 …5
- 4．トリアージレベルの判定 …5
- 5．待たせている患者の再評価 …6

2　トリアージの目標 —————————————————— 7

3　トリアージ要員の役割 —————————————————— 9
- A．一般的なトリアージの原則 …………………… 10
- B．トリアージ問診のコツ ………………………… 15
- C．看護過程 ………………………………………… 16
  - 1．バイタルサイン …17
  - 2．発熱 …17
  - 3．疼痛スケール …18
  - 4．計画立案 …19
  - 5．実行 …20
  - 6．評価 …20
  - 7．記録の基準 …20
- D．記録の基準 ……………………………………… 20
- E．トリアージ看護師の資格要件 ………………… 21

4　トリアージ緊急度スケール―分類定義 —————————————————— 23
- レベル1　蘇生 ……………………………………… 24
  - 1．コード状態（コードブルー）…24
  - 2．重篤な呼吸窮迫状態 …24

    3. 重度の外傷 … 25
    4. 意識喪失または刺激に無反応 … 25
    5. ショック状態 … 25

レベル2　緊急 … 26
    1. 呼吸 … 26
    2. 喘息 … 26
    3. 精神状態、意識状態の変化 … 27
    4. 頭部外傷 … 27
    5. 重症外傷 … 27
    6. 中毒性または代謝性障害 … 27
    7. 頭蓋内圧亢進 … 28
    8. 循環障害 … 28
    9. 四肢または臓器の機能障害 … 28
    10. 新生児 … 29
    11. 眼痛（ペインスコア8〜10/10） … 29
    12. アナフィラキシー … 29
    13. 不正性器出血もしくは急激な下腹部痛 … 30
    14. 重篤な感染症 … 30
    15. 糖尿病 … 30
    16. 頭痛 … 31
    17. 急性の精神障害または極度の錯乱 … 31
    18. 児童虐待、育児放棄、暴力 … 31
    19. 激痛（疼痛スケール） … 32

レベル3　準緊急 … 32
    1. 中等度の喘息 … 33
    2. 中等度の呼吸窮迫 … 33
    3. 意識状態の変化 … 33
    4. 頭部外傷 … 33
    5. 中等度の外傷 … 34
    6. 体液喪失 … 34
    7. 腹痛 … 34
    8. 急性の精神疾患、自殺企図 … 34

9．中等度の痛み（4〜7/10）…35

　レベル4　準々緊急 ……………………………………………………35
　　　1．上気道感染症状（URI）…35
　　　2．頭部外傷…35
　　　3．脱水症状のない嘔吐や下痢…36
　　　4．軽度の外傷…36
　　　5．腹痛…36
　　　6．頭痛…37
　　　7．耳痛…37
　　　8．胸痛…37
　　　9．抑うつ…37
　　　10．軽度の急性痛（1〜3/10）…38

　レベル5　非緊急 ………………………………………………………38
　　　1．上気道感染、咽頭炎…38
　　　2．軽度の皮膚トラブル…38
　　　3．腹痛…38
　　　4．単独の嘔吐、単独の下痢…39
　　　5．精神医学的もしくは心理学的問題…39

　区分けが難しい患者 ……………………………………………………39

5　小児患者での考慮事項 — 43

　トリアージ区分割り当て …………………………………………………44
　　レベル1…45
　　レベル2…45
　　レベル3…46
　　レベル4…47
　　レベル5…47

　高次小児医療センター ……………………………………………………48

6　非都市部の救急医療施設（REHCF） — 49

7　トリアージ区域の設営 — 53

8 トリアージ看護師教育行程 ——— 55

9 トリアージレベル区分け早見表 ——— 59

 レベル1 …60
 レベル2 …61
 レベル3 …63
 レベル4 …65
 レベル5 …66

10 P-CTAS教育資料 ——— 67

 このコースの目的 …68
 第1章 トリアージの原則 …69
 第2章 小児のトリアージの流れ …74
 第3章 ガイドライン区分の使い方 …86
 第4章 トリアージ 実務 …112
 第5章 トリアージのコツ …116
 第6章 症例研究 …121
 症例研究解説 …149

 参考文献 …165

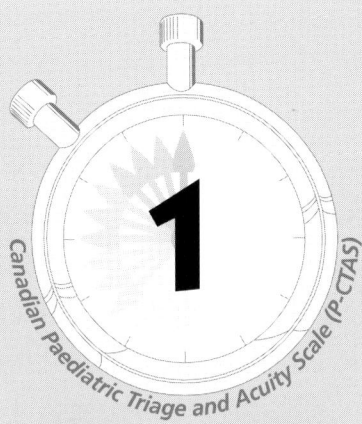

緒言と背景

「トリアージ」とは何か？ そしてなぜトリアージが必要なのか？ 「トリアージ・緊急度評価スケール」と何か？

トリアージとは、簡単にいうと物事（顧客、患者、任務など）に優先度をつけることです。公式なものか否かは別として、何らかの形のトリアージは、救急部門（ED）がはじめて開設された時代から取り入れられています。トリアージは、患者受付の段階で行われる場合もあれば、受付された後に経験を積んだ医療スタッフによって行われる場合など、さまざまな形式で行われています。

最初にカナダ救急トリアージ・緊急度評価スケール（CTAS）導入のガイドラインが、カナダの救急部門（ED）で働く医療従事者が、トリアージを行なう手助けをする目的として作成されました。しかしその後、小児患者に関しての特別の問題点や懸念が明らかになり、小児患者のトリアージを容易にするために、CTASを補うパートナーとしてこのガイドライン（P-CTAS）が作成されました。CTASの基本的なスタイルや形式はそのままに保ちました。実質的に内容に大きな相違はないのですが、個々の違いは、小児患者の特殊性が反映されたものです。

EDを効率的に運用するためには、患者の必要度を正しく見極め、優先度をたて、適切な治療、検査、そして患者配置を行えるチームの存在が不可欠です。小児期を通じ、身体サイズ、発達の段階、生理学的正常値、表される症状の持つ意味などが変化します。一人一人の小児患者は、年齢、発達段階、緊急度を考慮してトリアージされるべきです。家族関係、文化的および社会的な要因の考慮もトリアージには重要です。

CTASは、適切な患者医療を行うために、患者の必要度を特定し、緊急度および必要な医療資源の配分を判断し、個々のEDの「行動目標」に照らしての機能を評価するものです。このトリアージスケールを作成するにあたり、3つの重要な概念が考慮されました。すなわち、実用性（utility）、適切性（relevance）、妥当性（validity）です。

P-CTASは、EDでの小児患者にCTASを適用するために開発されました。実際のトリアージ作業では、看護師や救命士などトリアージに関わる関係者は、次の3

つの段階で患者評価を行うことが求められます。

- 病気の重症度の第一印象
- 表された訴えの評価
- 行動や年齢に応じた生理学的測定値の評価

ごく限られた評価のみで、レベル1（蘇生）もしくはレベル2（緊急）への振り分けは可能かもしれません。しかし、より低いトリアージレベルに振り分けられた患者の場合、特に乳児では、重篤な病態の微妙な徴候を見逃さないためにも、十分なトリアージ評価がなされるべきです。

地域社会の人口構成、文化的差異、疾病パターン、診療資源（外来診療所、救急隊システム支援の存在、患者転送体制の整備）により、個々の病院や医療施設の患者層は異なります。そして個々のEDは固有の多様なトリアージレベルや緊急度レベルの患者の組合せのパターンを持ちます。

1. 運用目標

トリアージレベル分類の主な目的は、患者が医師の診察を受けられるまでの時間を決めることです。これは、ほとんどの場合、医師が診察してからか、あるいは何らかの予備情報を得てから、診断や治療選択の決定がなされたり、一連の行動が指示されるからです。

2. 時間目標 (表1参照)

P-CTASで提案されている時間目標は、基準値ではなく目標値（理想値）です。時間目標値の設定には、患者状態を改善するのに必要な行動（例えば呼吸不全に対する気管挿管、急性喘息発作に対する気管支拡張薬投与、敗血症性ショックに対する輸液や抗生物質投与など）がいかに適時にとれるかを可能な限り考慮します。この時間目標値は、全て患者に焦点を合わせたものであり、私たちが、自分の子どもならこうして欲しいと考える内容です。従って、この目標値の科学的な妥当性は明確ではありません。診察までの時間の遅れと、好ましい結果との関連は、治療効果

を比較する大規模な研究でしか意味づけられないと思います。診察までの時間の遅れと患者予後に関しては明らかにさらなる研究が必要であり、今後のCTASの改善ではそうしたデータに基づいて行われることになります。

表1　トリアージレベルからみた時間目標・応答時間充足率・入院率

トリアージレベル	1	2	3	4	5
医療介入までの時間	直ちに	15分	30分	60分	120分
応答時間充足率	98%	95%	90%	85%	80%
入院率	70〜90%	40〜70%	20〜40%	10〜20%	0〜10%

　いくつかの要因が、提示したP-CTASの時間目標に見合った施設の能力が発揮できるかに影響を及ぼします。そうした要因例としては、ベッド数、診断や治療に用いられる資源、適正な人員配置、システムの構築（例、建物内の機材物品の配置、コンピュータ化など）、効率のよい医療の実施（例、ガイドラインの存在や標準プロトコルの使用など）、患者搬送能力、施設の混雑の程度などが含まれます。

　行われる医療への要求は高くまた多様であり、無限の資源がなければ「理想」の医療は行えないことを理解したうえで、どのトリアージレベルにも応答時間充足率があることを認識する必要があります。レベル2の患者の目標応答時間充足率が95％ということは、理想的にはレベル2の患者は15分以内に診られるべきではありますが、これは実際には95％の割合で起こるだけかもしれないことを意味しています。こうなることには実際上さまざまな要因があります。たとえば、重篤で緊急性の高い患者が同時に到着するような場合があります。その結果として、レベル2の患者が時に30分以上待たされるという施設があるかもしれません。しかしこれでもその施設の応答時間充足目標を満たす可能性があります。レベル5の患者の場合2時間の時間目標がありますが、応答時間充足率80％ということは、時には6時間以上待つ患者がいるかもしれないことを意味しています。

　小児患者の多くは、症状としては容易に見極められるものを複合的に示します（例／発熱、喘鳴、下痢で嘔吐ありなしなど）。明らかな症状に対する迅速で適切な対応は、**あらかじめ準備された医療的指示や標準的な治療計画**に基づいて可能となります。プロトコルに基づいたアプローチは、トリアージ要員による初期対応開始

を可能にし、結果として小児患者が適切なタイミングで適切な治療的介入を受けられることにつながります。こうしたアプローチは、医師など医療資源が乏しい地方の医療センターで特に有用であるだけでなく、混雑で待ち時間が長くなる傾向のある都市部の忙しいEDでも有用だといえます。あらかじめ準備された医療的指示や標準的な治療計画を持つことで、病院や医療センターがCTASの時間目標を達成する助けとなります。

3. 応答時間充足率

　応答時間充足率は、そのシステムが、どれだけ目標の範囲内で機能しているかを説明する方法です。応答時間充足率は、CTASトリアージレベル別に、患者がCTASで定義した時間内に診られる割合を示した数値です。たとえば、もしも前月にレベル3の患者の85％が30分以内に医師に診察してもらえたならば、その施設の応答時間充足率はその時間目標に対して85％だと表現します。

　応答時間充足率は、個々の患者に対する実際の遅れが妥当であるか、許容できるものであるかどうかを表したものではありません。

　応答時間充足率のデータは、さまざまな方法で用いられます。なかなか実施目標を満たすことができない場合には、対応経過やシステム変更の必要性を意味しており、時には目標値の妥当性の再考が必要かもしれません。

4. トリアージレベルの決定

　トリアージ評価は、患者の「ありのまま」に基づいてはいますが、トリアージレベルは来院時の訴えだけで決定されるものではありません。トリアージ要員の経験や直感（患者は病気に見えるか？）、その他の情報（例／両親や介護者の意見や直感）も疾患の緊急度を決定する助けとなり、トリアージレベルの判断に組み入れられます。

　症状は個々のトリアージレベルに固有ではなく、いくつかの症状が複合的に、それぞれのトリアージレベルに認められます。たとえば、さまざまな修飾があるもの

の、嘔吐、発熱、頭部外傷はレベル2、レベル3、そしてレベル4でもみられます。そのために、トリアージレベル判断の前に、子どもの年齢、予防接種の状況、併発病態、既往歴、疾患や外傷を引き起こした出来事などを考慮に入れることが不可欠です。頻呼吸や頻脈は、呼吸不全、敗血症、循環血推量減少、心筋機能不全などが関わるショックの早期徴候となりうるため、意識レベルや呼吸数や努力、心拍数や循環状態などの生理学的な指標は必ず評価されなければなりません。治療計画、ガイドライン、治療プロトコルなどが導入されると、トリアージレベルの判断がより客観的で信頼できるものとなります。

5. 待たせている患者の再評価

　EDの全ての小児患者で、再評価予定をたてておく必要があります。P-CTASといえども100％正確ではなく、時には患者が真のトリアージレベルよりも低いレベルに区分されることがあるため、これは大変重要だといえます。加えて、病気が進行して、最初は落ち着いて見えていた患者が悪化することもあります。病気の子ども、特に新生児や乳幼児は、急激に悪化するものです。トリアージ要員は、変化を予測し、患者を再評価して可能な限り迅速に悪化に対する対応をとるべきです。待ち時間中に病状が進行することは想定しておかなければならないことであり、それを自動的にトリアージの間違いだと考えるべきではありません。

　低いトリアージレベル（低い緊急度）にある患者での不公平あるいは安全でない事態を防ぐために、その患者のあとにEDに到着した、よりトリアージレベルの高い患者よりも先に診ることはあり得ることです。例えば、レベル4の患者が1時間以上、あるいはレベル5の患者が2時間以上待たされている場合、そのような患者は、もしあとから来た患者が落ち着いていれば、待ち時間が短いトリアージレベルが高い患者より前に診察されるべきです。コンピュータによるED患者追跡システムは、こうした患者臨機応変の対応には有利です。症例の分布や緊急性のデータは、トリアージレベル、最終診断、実施した処置、滞在時間を組み合わせてまとめられます。

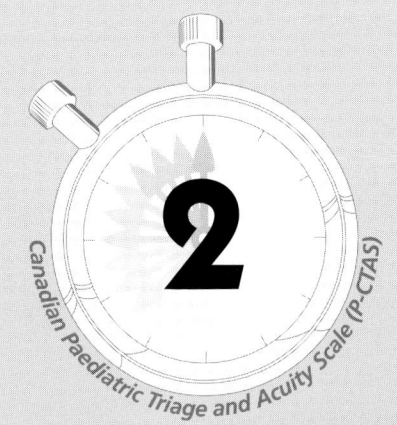

2 トリアージの目標

> ### トリアージの目標
>
> 1. 緊急もしくは生命が危険な状態の患者を迅速に見極めること
> 2. ED に来た患者に最も適切な治療の場所を判断すること
> 3. ED の混雑を緩和すること
> 4. 理にかなった患者評価が続けられる手段を提供すること
> 5. 患者や家族に予測される医療や待ち時間についての情報を提供すること
> 6. その ED での緊急度を明瞭に示す信頼できる情報を提供すること

ED で迅速に医療者の評価を受けることは、患者の満足度を増し、良い広報にもなります。効率のよいトリアージシステムは、待ち時間や ED での滞在時間を減らすことにより患者・家族の不安をやわらげ、満足度を増します。トリアージのシステムや実施に影響する因子を以下に示します。

- 来院患者数
- 迅速な介入を要する患者数
- ED への医療者の人員配置
- 専門医、専門職種の存在の有無
- 環境面、法律面、管理面での問題
- 地域医療連携の有無
- ADT（入院、退院、搬送）や患者医療のためのコンピュータシステムの存在

どこの ED でも、その医療圏住民層の明確な把握、システムの能力、トリアージシステムに関する特定の方針や手順の理解が必要です。患者の事務受付前に迅速なトリアージ評価がなければ、多くの時間目標に応ずることはできないことの認識は重要です。これは、ED の運用を考える場合に考慮すべきシステムデザインと実施の方針です。

3

トリアージ要員の役割

A. 一般的なトリアージの原則

① トリアージナースは、常に事務受付と待合室に直行できるか、もしくはその部署を見わたせる位置にいること。トリアージの責務には以下が含まれます

- 患者や家族を暖かく、共感する姿勢で迎え入れること
- 視覚的に手短な（ざっと目で見ての）評価を行うこと
- 評価を記録すること
- 適切なガイドラインを用いて患者を必要なレベルに選別すること
- 必要に応じて患者を適切な治療部署に移送すること
- 処置ナースもしくは救急医にトリアージの報告を行い、報告を受けた医療スタッフを記録し、再びトリアージの場所に戻ること
- 的確なトリアージレベルの判断や待合室の患者の再評価のために、必要なバイタルサインを測定すること
- 対応が遅れている患者や家族に説明すること
- 必要に応じて待たせている患者の再評価をすること
- どんな状態の変化も、トリアージ要員に遠慮無く申し出るように、患者や家族に説明すること

② 的確なトリアージレベルの判断は以下の内容に基づいています。

- 経験とトレーニングを通して得られた実践的な知識
- 正しい徴候や症状の同定
- 来院時の訴えや関連する既往歴からの鍵となる情報
- ガイドラインやトリアージプロトコルの活用

③ トリアージレベルは、すべての勤務時間を通して、すべての患者（すべての救急車搬送患者を含む）で判断し、記録されなければならない。

　トリアージナースが3人以上の救急患者を選別しなければならない場合、処置ナースや救急医のために、それらの患者の優先順位を決定することは責務です。

④トリアージは流動的な過程である：

患者の状態は、治療処置を待っている間に改善する場合もあれば悪化する場合もあります。

⑤トリアージ過程：簡略初期評価（primary survey）対　初期看護評価

トリアージレベルの振り分けに、どの程度の詳細な情報が必要かで混乱がみられます。状況によっては、患者が最初に医師接触するまでの流れを確実にしたり、時間の遅れを減らすためには、簡略な初期評価だけにとどめて、トリアージ評価を制限することが必要となります。一方、多くの地方の救急医療施設や、時により大きなEDであっても、最初のトリアージが、より詳細な「初期看護評価」になることがあります。確かにより詳細な評価は、患者の必要度をより正確に判断します。しかし、EDに到着して10分以内にトリアージを済ませるという目標を達成するためには、忙しい時間帯にはより多数のトリアージ要員を動員するという施設の方針がないかぎり、トリアージ要員は簡単な（例えば2分程度）評価だけで済ませることになります。

⑥トリアージガイドライン

- すべての患者はED到着から10分以内に評価（少なくとも視覚的には）されるべきです。
- 他にトリアージを待っている患者がいる場合には、トリアージ区域で完全な患者評価をルーチンに終わらせようとしてはいけません。
- 得られた情報はすべて記録します。
- 2人以上の患者がトリアージを待っている場合には、簡略初期評価（迅速評価）を行うべきです。すべての患者がなんらかのトリアージ評価を受けた後に、それまで迅速評価により待合室に移されていたレベル4、5の患者は、再度トリアージ要員もしくは処置ナースにより、より完全な評価を受けるべきです。
- そうして決定された介入の優先順位は、より完全な評価のあと、あるいは患者の徴候や症状の出現により変化することもあります。
- レベル1と2の患者は直ちに治療処置区域に移され、ただちにより完全な初期

看護評価を受けるべきです。
- バイタルサインは、すべての小児患者がEDにいる間に、いずれかの時点ですべて測定されるべきです。ただし、バイタルサイン測定のタイミングは患者の状況に応じて変更してもよいです。レベル1と2の患者でのバイタルサイン測定は、蘇生区域でなされることになります。EDが忙しい場合には、レベル4と5の患者のバイタルサイン測定は、待合室での再評価や処置室に移った段階まで後回しにされることもあります。レベル3の患者の場合は、治療が開始されるまで待っていても安全であることを証明するためにも、十分なバイタルサインの測定が必要です。
- 治療指示に基づいて行われる治療開始に直接関連するバイタルサインは、介入開始前に優先的に測り終えておく必要があります。

⑦小児トリアージ評価
- 第一印象：現場の救急隊の評価、もしくはトリアージ要員が最初に感じた印象
- 主訴：患者もしくは家族の問題の説明
- 主訴の確認と生理学的評価

a) 主観的評価：（訴え、病気、症状）の始まり、推移、持続時間
年少児が症状や感覚、そして事態を正確に述べる能力を決して軽視してはいけません。年齢や発達に応じた適切なアプローチや言葉使い、接し方、そして評価ツール（疼痛スケールなど）を活用します。法的に問題になりそうな場合でも、証拠を汚すような質問を導くのを避けることは重要です。親や介護者が提供している情報は、子どもの状態の認知次第で変わる可能性のあることを認識することもまた重要です。主観的評価は、通訳を介した場合さらに複雑になります。
- 症状はいつ起こりましたか（時間について正確に）。
- 症状が起こった時には何をしていましたか。
- どれくらいの間続きましたか。
- 症状は出たり消えたりしていますか。
- その症状はまだ続いていますか。
- 問題はどこの部位ですか。症状の特徴や強さを教えてください。もし痛い場合には疼痛スケールを使ってください。

- 放散痛はありますか。
- 悪化する要因、緩和する要因はありますか。
- 痛みがある、またはあった場合、その特徴と強さを記録するべきです（疼痛スケール）
- 訴えていることは食欲にも影響していますか。
- 訴えていることは通常の生活にも支障があるほどですか。
- 子どもは親や介護者によってなだめられますか。
- 過去に同様の経験がありますか。ある場合は、そのとき何と診断されましたか。
- 親や介護者は問題あるいは悪化の原因は何だと思っていますか。

b) 客観的評価

トリアージ評価の際の客観的項目の評価は、患者が迅速な介入を必要としている場合（たとえば、レベル1や2の患者の場合）には処置区域に入るまで行えない可能性があることに注意しなければなりません。

- 身体的外観：色、皮膚、動き
- 苦痛の程度：強い苦痛、中等度の苦痛、軽度の苦痛
- 情動反応：不安、無関心
- トリアージレベルの決定のために、完全なバイタルサイン測定が必要（レベル3、4の患者の場合）
- 年齢や発達段階に応じた行動や社会的相互作用（会話など）であるか。
- 家族関係は適切か。
- 児童虐待や育児放棄の徴候はあるか。
- 配偶者間の虐待の徴候や様子があるか。
- 全般的な身体的評価

c) 追加情報

注意：詳細の程度は来院時の訴えにより増える可能性があります。

- アレルギーはないか。
- 薬物：可能ならば薬物名のリスト、薬物名がわからない場合には分類のリスト（例えば、抗生物質、喘息治療薬、胃腸薬、痙攣治療薬）
- 同様の病気の家族歴
- 旅行や感染者との接触、保育所やデイケアセンターへの託児も含めて

- これまでに受けた予防接種
- これまでの健康状態と発達状態

⑧トリアージは流動的な過程です。

　処置区域へ移動するまでの間、医師の評価を待つ間、そして検査の結果や治療への反応を待つ間、患者の緊急度は常に上下変動し続けます。トリアージシステムには以下のことを規定するプロトコルを含むべきです。

- 特定の訴えに応じて、医療者がいかに速に患者を見るべきか。
- 各トリアージ区分で、患者の再評価をいかにして、どのようなタイミングで行うか、いかにして再査定するのか、そしてその記録はどこに記載するか。
- 顕著な徴候や症状に応じていかに患者を区分けするか（たとえば、主訴）。
- トリアージで開始されるべき介入のタイプは何か。
- 実施するべき再評価のタイプは何か（待っている患者全体をさっと見ることから、迅速初期評価やした初期査定また身体的評価までの選択肢の中から）。

⑨最初のトリアージの後の再評価

　看護再評価の時間目標は最初のトリアージレベルと連動します。最初のトリアージ後に患者の状態が悪化していないことを確認するためにも、医療評価で推奨される時間間隔に従って再評価がなされるべきです（表2参照）。レベル1の患者では看護ケアが続けられ、レベル2の患者では15分ごと、レベル3の患者は30分ごと、レベル4の患者は60分ごと、レベル5の患者は120分ごとに再評価されるべきです。患者の診断がつくか患者が「安定した」とみなされた場合には、あらかじめ決められた治療プロトコルや医師の指示に従い、看護評価や介入の頻度が決められます。医師による患者評価が、各トリアージレベルでの時間目標を超えるような場合、低いトリアージレベルの患者に不当にリスクが及ぶことを防ぐために、そのような患者を、あとから来たトリアージレベルの高い患者（もし落ち着いている場合）より先に診ることは妥当です。

表2　トリアージレベル別の再評価の時間間隔

トリアージレベル	1	2	3	4	5
再評価の時間間隔	治療継続	15分毎	30分毎	60分毎	120分毎

B. トリアージ問診のコツ

　自由回答式質問（オープンエンド）は情報に伴う感覚や認識を導き出す手助けとなります。「はい」「いいえ」と答えるような閉鎖型質問（クローズド、択一回答式質問）は事実を確認するためために役立ちます。一般的に、最初の質問は自由回答式の質問（主観的評価）をするべきですが、その後は（客観的評価）の情報を確認するために閉鎖型質問を用いることもできます。トリアージ要員は、自らの意思疎通スタイル、患者やその環境に適した問診技術を実践します。言葉の障壁、年齢、痛みのレベル、聴覚障害、言語能力などの多くの要因がトリアージでの意思疎通に影響します。非言語的な情報も重要です。

　トリアージ問診と同時進行で理学的（身体）評価が主として観察を通じてなされます。すべての小児患者は、一般状態（活動レベルと意識レベル）、呼吸数とそのときの活動、心拍数と循環状態について評価されなければなりません。理学的評価は素早く、手短に、集中的に行います。患者によっては、疼痛スケール、血圧や酸素飽和度のような客観的測定値がトリアージレベルを決定するかもれませんが、一方では治療介入の判断が外観、呼吸状態、循環状態の迅速な評価によって決まることもあります。

　効果的なトリアージには、視覚、聴覚、喚覚、触覚の効果的な活用が要求されます。顔の表情やチアノーゼ、恐怖感を含む非言語的な手がかりもたくさんあります。患者が何を言っているのかを聞き、患者が答えたくない、または答えられない質問には注意を払います。咳嗽、嗄声、努力呼吸を聞き分けます。心拍数、皮膚の体温や湿りを診るためには患者に触る必要があります。ケトン臭、アルコール臭、化膿臭のような匂いにも注意します。しかし、トリアージ評価の目的はケアの優先順位を決定することであり、最終的な医学的診断をするためではないことを忘れないようにします。

トリアージで最も時間を費やされる任務は患者や家族の不安を緩和することです。そのため、患者に接する態度や共感の気持ちはトリアージナースのふるまいの重要な側面です。すべての患者に対して一貫した対応でいること、個人的判断を避けることが重要です。酔っていたりけんか腰の人のような、扱いにくい患者や家族には特別な配慮が必要です。患者の思慮分別に対するトリアージ側の偏見は、間違ったトリアージレベル判断をもたらし、患者の危険性を増すことにつながります。

患者のみかけや態度だけで早まった判断を下してはいけません。

C. 看護過程

　小児患者は突然に急激に悪化するという特徴を持つため、迅速で的確なトリアージの過程が不可欠です。子どもでは診断をつけることは、既往歴や身体的所見から急激な悪化の可能性を認識することほど重要ではありません。患者の緊急性と即時の介入の必要性を判断するための十分な情報を収集することこそが重要です。トリアージ評価には以下の事項を含むべきです。

- 2〜5分間の簡潔な問診
- PAT（小児評価トライアングル）を用いた迅速な評価（図1）：一般状態、呼吸状態、循環状態；
- トリアージ歴；
- トリアージ理学的評価

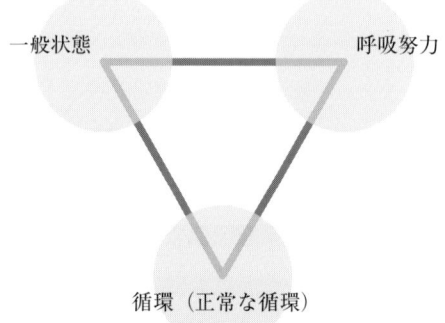

図1　小児評価トライアングル（PAT）

1. バイタルサイン

　トリアージ要員は、小児のバイタルサインの正常範囲、高値あるいは低値（異常値）の意味を知っておく必要があります。バイタルサインは、可能な限り子どもが落ち着いているときに測るべきです。トリアージレベルの区分けや待合患者の再評価の必要性に応じてバイタルサインも評価されなければなりません。レベル1あるいはレベル2に区分された子どもの多くでのバイタルサインの測定や記録は、一般にプライマリーナースの責務となります。

2. 発熱

　発熱性の疾患は、ED受診のよくある理由ですが、体温上昇の程度が必ずしも病気の重症度と一致するものではありません。病院に到着する前の体温上昇は、トリアージ時点で正常な体温であっても、乳児や免疫機構が低下した状態の子どもにおいては重大な病気であることを示している可能性があります。耳体温計や腋窩体温計で測定された体温の正確さや臨床的妥当性に関しては議論の大きなところです。体温測定に際しては、正しい測定法を適用し最大限の正確さを得るべきです。カナダ小児科学会は、子どもの年齢に基づいた体温測定の主な方法を明らかにする声明を2000年発表しました。表3に体温測定の主な方法と正常範囲をまとめました。

表3　小児の体温測定

年　　　齢	好ましい方法	
生後～2歳	第一選択	直腸（最終確認）
	第二選択	腋窩（スクリーニング）
2歳以上5歳未満	第一選択	直腸
	第二選択	耳
	第三選択	腋窩
5　歳　以　上	第一選択	口腔
	第二選択	耳
	第三選択	腋窩

測　定　方　法	正常範囲
直　腸	36.6℃～38℃
口　腔	35.5℃～37.5℃
耳	35.8℃～38℃
腋　窩	34.7℃～37.3℃

※カナダ小児科学会（CPS）地域小児委員会の表1と表2から編集した。
※小児における体温測定
　Paediatr Child Health 2000,5(5):ref no CP00-01.
　入手方法：www.cps.ca/englisK/statements/CP/CP00-01htm (accessed 2001 July 16).
　CPSの許可を得て再掲載した。

　EDでは、トリアージや待合室での体温測定のためにスクリーニング的方法（年齢別でより低い選択順位の部位）を選択する。ED滞在中に、臨床像と年齢に最もふさわしい方法を用いて、正確な体温を記録します。**注意**：免疫能が欠損あるいは低下した子どもの場合には、直腸炎や敗血症を引き起こす可能性があるため、直腸での体温測定は行ってはいけません。

3．疼痛スケール

　年齢や発達に応じた適切な疼痛スケールの使用は、痛みを訴えるすべての子どもで実施されるべきです。これは同様の訴えをもつ患者を、程度に応じたトリアージレベルに選別するためにも用いられます。疼痛スケールは絶対的なものではありませんが、患者の視点から患者の感じている問題の重要さを訴える手段です。痛みが

激しければ激しいほど（8～10/10）医療者は重篤な病気を特定もしくは排除する必要性について考え、無用な痛みや苦痛を緩和する共感または介入の提供を試みるべきです。痛みの受け止め方は主観的なものです。個人差は、年齢、過去の経験や文化的な相違などによる影響を受けます。痛みが軽いからと、重篤な問題を除外することは賢明でなく、また子どもの多くは、針（注射）を怖がるために、重大な痛みがあることを否定する場合もあります。頻脈、蒼白、発汗、その他生理学的徴候は痛みの評価には有用です。激しい痛みでも、そう重篤な問題ではない場合も事実です（例えば、中耳炎など）。疼痛スケールは、極端な年齢によっては余り役にたたず、また信頼できる指標でもありません。

一貫して疼痛スケールを使用することはP-CTASの重要な要素です。これにより医療者と患者の双方が共に、疼痛や治療の改善を理解できます。激しい痛みが続く場合には、診断や治療を再考すべきです。疼痛スケールは過去に経験した痛みとの比較に基づくものです。初めての痛みの場合、「想像できる最も強い痛みに比較してどうですか？」ではなく、仮に「これまでに経験した痛みの中で一番強い痛みと比較してどうですか？」と質問すれば、患者は疼痛スケールで10/10と答えるでしょう。

また、医療者は、決して患者の痛みが軽いと決めてかかってはいけません。時には、軽症の患者が高い痛みレベル（7/10以上）を訴えた場合、トリアージレベル3もしくは4に区分けされてしまうことがあります。このような場合に備え、EDでは鎮痛剤投与のプロトコルを作成しておくべきです。正式に医師が評価できるまで待っている間に、医師との迅速な口頭判断に基づいて、適切に鎮痛剤の使用が可能なようにしておきます。

小児の痛みの管理では、常に一連の介入処置を含めておくべきです。これらには、適切な薬物療法に加え、なだめたり、身体をさすったり、気を散らせたり、注意をそらすなどの非薬物的介入も含まれます。

4. 計画立案

トリアージシステムには、看護介入、医療処置、診断的プロトコルなどの計画が必要です（例えば、どんな時に氷による冷却を開始するか、どんな四肢固定方法を用いるか、いつ心電図検査の実施が必要かなど）。

5. 実行

効果的なトリアージには、患者を適切な処置スペースに配置でき、医療従事者(医師あるいは看護師)に重要な情報が的確に提供できるようにする責務を明確にしておく必要があります。

6. 評価

待たせている患者は全員、トリアージレベルと問題の性質に応じて、前述したように再評価が必要です。

7. 記録の基準

最小限の患者評価記録として以下を行います。
- 小児評価トライアングル(PAT)とトリアージ歴
- 決定されたトリアージレベル
- 適切にでき得る限りのバイタルサイン、アレルギーと薬物療法歴
- すべての患者再評価、治療的介入、指導、医療指示、治療計画など

D. 記録の基準

重要な記録として以下を行います。
1. トリアージ評価の日時
2. 子どもを同伴して来院した人(母親、学校の先生など)
3. 搬送方法
4. 看護師の氏名
5. 主訴もしくは来院時訴えている諸問題
6. 簡単な主観的既往歴(患者家族が訴える簡単な既往歴)
7. 客観的な観察内容
8. トリアージレベル区分
9. 患者を診たED内の場所

10. 処置担当看護師への報告内容
11. アレルギーの有無
12. 薬物使用の有無
13. 予防接種状況
14. 社会サービスの関与（ソーシャルワーカーの関与など）
15. 行われた初期対応、治療的、診断的介入
16. 実施された患者再評価

E. トリアージ看護師の資格要件

1. 患者、患者家族との意思疎通、コミュニケーション技術が非常に重要です。トリアージ担当者は患者、家族、警察、救急隊員、その他の訪問者と連携をとらなくてはなりません。

2. トリアージ要員は気転がきき、忍耐強く、理解力とすぐれた判断力を有していなければなりません。

3. トリアージ要員は、現在患者たちがどんな状況でいるかを把握し、問い合わせや予期しない問題に対処するために、全体像を把握できる組織的技能が必要です。またトリアージ要員は終始患者を注意深く観察していなければなりません。

4. トリアージ要員はストレスの多い状況で職務を遂行しなければなりません。
5. トリアージ要員は重症な患者を識別できる経験、技術、専門的な臨床的判断能力を有していなければなりません。

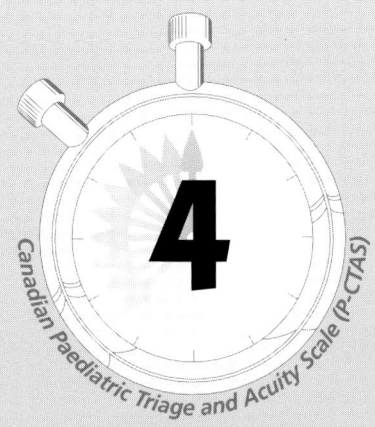

トリアージ緊急度スケール
―分類定義

以下に示した訴えや症例のリストは、実際に応用する際の目安であり、すべてを包括したものではなく、絶対的なものでもありません。トリアージ要員は、患者の実際の事象が厳密にトリアージスケールの定義に適合しなかったとしても、経験と直感を優先させ、「疑いがあればより高いトリアージ分類に」を原則に柔軟に対応します。言いかえると、「もしも患者が病気に見えるならば、十中八九そうである」、といえます。逆に、もしも患者に重大な問題があることが示唆されている場合、医療従事者の直感を"アンダートリアージ"すなわち、より低いトリアージレベルへの区分けに用いてはいけません。

　例えば、両親が重篤な病気（呼吸困難、窒息、チアノーゼなど）を示唆する病歴を述べた場合、たとえ患者が今は良好に見えていても、トリアージナースは、最悪の場合を想定し、その後の介護者（家族など）に、生命に危険が及ぶ問題が出ないか常に気を配るようにしておくべきです。

レベル 1 ── 蘇生　　医療的介入までの時間　ただちに

　レベル1は、ただちに積極的な介入を必要とする、生命または四肢に致命的な危険が及ぼされる（もしくはそうなりそうなリスクがある）状態を指しています。

1. コード状態（コードブルー）

　心停止、呼吸停止、心肺停止が切迫している状態の患者。

2. 重篤な呼吸窮迫状態

　呼吸窮迫にはさまざまな原因がありますが、手の打てる原因はほとんど除外診断によるものです。レベル1の状態としては、生命の危機にある喘息発作、異物による気道閉塞、乳児の細気管支炎、頭蓋内病変、気胸、うっ血性心不全、アナフィラキシー、重篤な代謝障害などが含まれます。チアノーゼ、傾眠あるいは錯乱、頻脈もしくは徐脈、そして酸素飽和度90％未満の低酸素血症などが徴候として表れます。このような患者では、迅速なABCの評価と即時の医師の介入が必要です。迅速な気管挿管に必要な物品や薬剤、気管支拡張薬、カテコラミン類、血管拡張

薬などを含む呼吸や換気不全に対応する薬物や機器が、即刻入手できなければいけません。

3. 重度の外傷

　レベル1の傷害は、なんらかの単一システムの傷害、あるいは複数のシステム傷害（外傷重症度スコア＞12）、GCS＜10の頭部外傷、体表面積25％以上の重傷熱傷（あるいは気道熱傷を伴った）、精神状態、意識状態変調、頻脈、徐脈、低血圧、激痛、呼吸器系の徴候や症状を呈する腹部外傷、胸部外傷が含まれます。

4. 意識喪失または刺激に無反応

　中枢神経系障害、代謝障害、中毒あるいは過剰服薬は、精神混乱から完全に刺激に対する反応のない状態といった精神意識状態の問題、見当識障害、痙攣発作などをもたらす可能性があります。気道確保と支持的治療、迅速な評価による原因救命が不可欠かつ重要です。低血糖は、ベッドサイドで容易かつ迅速に特定でき、しかも急速に治療ができる問題です。

5. ショック状態

　酸素の供給（例えば、心原性ショック、肺機能障害、失血、酸素親和性障害）と酸素の需要（例えば、多動状態）、もしくは酸素利用（例えば、敗血症）の不均衡による状態である。子どもの場合、頻脈は早期の徴候であり、徐脈や低血圧は後期の徴候で、心停止が切迫している前兆である。

　典型的なレベル1の患者は以下のひとつか複数の所見を呈します。
- 無反応
- バイタルサインの測定不能もしくは不安定
- 重篤な脱水
- 重篤な呼吸窮迫
- 広範囲の熱傷
- 敗血症性ショック

- アナフィラキシー

レベル2 — 緊急　　医療的介入までの時間　15分未満

　レベル2は、生命を脅かす、もしくは四肢機能を脅かす危険があり、迅速な医療的介入を必要とする状態を指します。レベル2の状態としては以下の事柄を含みます。

1. 呼吸

　上気道の場合、呼吸窮迫の徴候となる喘鳴が聞かれる場合があります。先天性の血管奇形や異物の場合は間欠的な呼吸窮迫を呈する場合があります。

　下気道の場合、呼吸窮迫の徴候として喘鳴、頻呼吸、または咳嗽を呈する場合があります。呼吸困難感は主観的なものであり、肺機能や酸素の取り込み不足の程度とは直接の相関がありません。患者の年齢によっては、喘息、うっ血性心不全、気胸、肺炎、クループ、喉頭蓋炎、アナフィラキシー、もしくは複合的な状態を持った状況を区別することはできないといえます。迅速な症状の評価、バイタルサイン、身体所見評価により、呼吸困難の重篤な原因に対する早期の介入が促されます。

2. 喘息

　重篤な喘息は、客観的な尺度（例えば、FEV、PEFR、酸素飽和度）、臨床症状、バイタルサイン、既往歴を含めた緊急度の組み合わせを活用して評価ことが望まれます。最良の重症度の判断と治療の指針は、何らかの肺気量テストです。FEViもしくはPEFRが予測値の40％未満の場合、患者は重篤であると判断され、回復するまで迅速な治療と撤密な観察が必要とされます。特に6歳以下で、肺気量測定が不可能な子どもの場合には、重症度の評価には臨床所見と酸素飽和度が用いられます。

3．精神状態、意識状態の変化

　中毒、有害薬物、脱水症と同様に、感染症、炎症、虚血性、外傷性、代謝性障害は軽度の認識障害から、興奮、傾眠、錯乱、けいれん、麻痺、そして昏睡までのいずれかを引き起こし、感覚中枢のすべてに影響を及ぼす可能性があります。精神状態の微妙な変化でさえ、重篤な生命を脅かす状態になりえます。例えば、年少児では、重篤な細菌感染や脱水にみられる不機嫌や摂食不良といった症状が、意識障害の表れである場合もあります。

4．頭部外傷

　重症度や併発する所見により、頭部外傷患者はさまざまなトリアージレベルに区分されます。より重症なハイリスクな患者では、迅速な医師の評価が必要で、気道確保、CTスキャン、脳外科的介入が求められます。そのような患者は通常意識障害を伴い、GCS13未満を示します。重度の頭痛、意識喪失、懇談、頸部症状があり、悪心や嘔吐もみられます。受傷時の衝撃の強さ、受傷機転、症状の強さと発症時点、そして経時的変化の詳細な情報が重要です。

5．重症外傷

　これらの患者では、単一システムの重篤な問題や症状である場合や、それぞれは軽度でも（ISS＞＝9）複雑なシステムの複合の場合があります。一般的にこのような患者の場合の身体評価は、正常のあるいは正常に近いバイタルサインです（もしバイタルサインが異常であればレベル1になります）。このような患者は激痛が緩和して正常な精神状態であるか、もしくは前述のレベル2の頭部外傷の評価基準に見合う状態です（ISS：Injury Severity Score＝外傷重症度スコア）。

6．中毒性または代謝性障害

　故意過剰服薬の患者の述べる既往歴は信頼できません。どの薬物を摂取したのか、実際の服薬量はどのくらいについて判断するのは困難です。1人以上の子どもが巻き込まれている場合、それぞれの子どもの体重を量り、1人がすべての薬物を摂取

したという最悪な事態を想定して重症度を予測します。近くの中毒センターに連絡し、最新の情報の助言を求めます。このような患者は、早期の医師によるアセスメントが必要で、観察のポイントや薬物吸収を制限させる手段、薬物除去を促す治療様式の使用、毒物学スクリーニング、そして特定の解毒剤の必要性などに関するアドバイスを必要とします。毒物中毒の徴候がある患者（例えば、意識障害やバイタルサインの異常）の場合は、極めて迅速に（5分以内）診察されるべきです。

代謝性の問題は、意識レベルの変化、嘔吐、バイタルサインの異常、他の複合的な症状を呈して表れる可能性があります。子どもが訴える症状に比較して重症感がある場合があります。十分にその存在を疑い、ルーチンの血糖値検査や代謝のスクリーニング、そして適切な専門家へのコンサルトが求められます。

7．頭蓋内圧亢進

感染、出血、脳室腹腔シャントの閉塞で頭蓋内圧亢進の急性、亜急性の所見を示す場合があります。中枢神経系の症状がある場、嘔吐や傾眠症状を消化管感染症のためと決めつけてはいけません。主要な神経学的障害のある患者は、気道確保が必要になる場合があり、また緊急CT検査よる適切な診断や脳外科的介入の必要性の判断が求められます。

8．循環障害

毛細血管再充満時間の遅れ、頻脈、尿量の減少、皮膚色の変化は組織灌流の悪さを示します。消化器系の感染に引き続いておこる嘔吐や下痢が一般的な病因です。脱水の臨床徴候は、特に年少児では不確かです。中等度の外傷の場合の出血は、子ども自身の血圧を維持する能力により覆い隠されてしまう場合もあります（出血があってもある程度までは代償性に血圧が維持される機序）。

9．四肢または臓器の機能障害

外傷性の四肢切断、開放骨折、神経血管障害を伴う骨折はすべて緊急な管理を必要とします。精巣痛、嵌頓包茎あるいは陰茎持続強直は緊急の評価と管理を必要とします。穿通眼外傷は緊急に専門医への紹介が必要です。

10. 新生児

　7日未満の新生児が、高ビリルビン血症、診断がついていない先天性の心臓奇形、腸閉塞、敗血症で来院する場合があります。重篤な問題であるとの徴候は、非常に微妙な場合が多く、わずかな体温異常、わずかな哺乳障害や傾眠傾向といったように、非常にとらえにくい。しかし両親の不安は時に非常に強く、こうした患者は、両親と一緒にEDの処置室に同行させて、迅速な医師の評価や問診を受けるべきです。

11. 眼痛（ペインスコア8〜10/10）

　化学薬品への曝露（酸やアルカリ）は激しい痛みを引き起こします。このような患者は、ガイドライン（酸の場合は15分、アルカリの場合は30分）に応じて局所性麻酔薬を与えたあとに、眼洗浄をするべきです。pHを容認できる範囲にするために洗浄時間を延長する必要があるかもしれません。患者が医師が評価する場所への移動が遅くなる可能性がある場合、こうした治療プロトコルは医師の指示なしで実行できるようにしておきます。穿通性外傷、角膜の異物、日光性角膜炎には局所性の麻酔薬が有効です。もしそれで効果的な痛みの緩和が得られれば、医師の評価があとになったとしても容認され、またそれで痛みが緩和されない場合に、診断が再検討されるべきです。

12. アナフィラキシー

　重篤なアレルギー反応を有する患者は急激に悪化する可能性があります。気管支喘息の既往のある患者は特に死亡に至る危険性が高く、呼吸器症状、あるいはのどの苦しさ（締め付けられる感覚）の訴えがある場合は強く問題を疑うべきです。このような患者はプロトコルによりエピネフリンやベナドリールなどのほかの薬物を投与して、特に以前の既往や問題ない経過が分かっていれば、医師の評価までには多少時間の猶予があります。真のアナフィラキシーの症状には以下のように全身臓器が含まれます：中枢神経系（痙攣または昏睡に至るまでの精神、意識状態の変調）、心臓血管系（低血圧または頻脈、循環虚脱またはショック）、呼吸器系（喘鳴、チアノーゼ、咳嗽）、皮膚（蕁麻疹、非紫斑性発疹に伴う掻痒）、消化器系（嘔吐、腹痛、

下痢)、腎臓。異物に接触した時間、症状とその出現時間までの経過時間は、原因や今後のフォローアップ、そして退院指導を行うために重要な情報となります。

13. 不正性器出血もしくは急激な下腹部痛

不正出血または急激な下腹部痛、バイタルサインに異常のある患者は、子宮外妊娠あるいは妊娠に関連した重大な問題の可能性を念頭に評価されるべきです。

14. 重篤な感染症

細菌感染または敗血症のある患者は通常一般状態が悪く、ひとつかそれ以上の身体的徴候に異常がみられます（例えば、意識状態、バイタルサイン、酸素飽和度）。子どもの敗血症や髄膜炎は、年齢や病気の程度に応じてさまざまな所見を示します。皮膚の紫斑、白化しない斑点、溢血斑は髄膜炎に関連するものかもしれません。

発熱、悪寒、硬直について聞く必要があります（コントロールできないほどの震えの出現は時々歯がガチガチ鳴ったり、ベッドの揺れとして現れることがあります）。新生児では、体温の変動が敗血症の徴候の場合があります。

熱が36℃未満もしくは38℃以上で、異常行動あるいは検査値の異常がある生後3カ月以下の乳児は、それ以降の乳幼児よりも敗血症のリスクが高く、熱や毒性症状の出現がある生後3カ月以上の乳児は迅速に評価し治療を始めるべきです。免疫抑制や無脾症の子どもではわずかな体温上昇と所見であっても、急激に敗血症ショックに陥ることがあります。

15. 糖尿病

緊急時対応のための腕輪（メディックアラート）、ほかの人から聞く既往歴、身体所見評価、バイタルサイン、ベッドサイドでの血糖測定はすべて、高血糖もしくは低血糖による糖尿病の問題を特定するうえで有用です。発汗や意識状態の変調は典型的な低血糖症状です。意識状態の変調、眼のかすみ、発熱、嘔吐、脈拍異常、そして呼吸状態（速い、深い）はケトアシドーシスがあってもなくても血糖上昇の

典型です。

16. 頭痛

　頭痛の訴えはトリアージレベルのどの段階でもみられます。"中枢神経系重大事象"（クモ膜下、硬膜外、硬膜下出血、髄膜炎、脳炎）の診断の遅れにかかわる重要な懸念がありますが、これらは片頭痛と重複したいくつかの特徴があります。片頭痛の患者には非麻薬性鎮痛薬での発作頓挫治療をはじめ、不必要な痛みや苦痛を軽減し、ED滞在時間を短縮することが重要です。診断やリスク分類のための基本となるのは、頭痛が起こった正確な経緯、家族歴、推移、持続時間、関連した症状、過去の同様の体験を参考にすることです。"突然"の痛みが何を示しているかを明確にすることは重要です。中枢神経系重大事象の場合の頭蓋内の問題は、最初に最も強い痛みがあることです。徐々に始まる頭痛は常に良性というわけではありませんが、めったに大きな障害となることはありません。

17. 急性の精神障害または極度の錯乱

　このような患者は、代謝障害、中毒あるいは他の器質的問題があるかもしれません。急性の精神障害または錯乱が進行中の精神疾患によるものだとしたら、抗精神病薬、鎮静剤（薬物による抑制）、そして必要に応じて身体の抑制などの介入が必要になります。家族、友人、立会人、介護者、他の医療従事者（例えば、地域の医師、看護師、救急隊員）から聴取した事態の経過、加えてバイタルサインや身体所見は、特に低血糖、過剰服薬、もしくは中枢神経系の問題などの医療リスクを特定する助けとなります。

18. 児童虐待、育児放棄、暴力

　このような患者は常に外傷のリスクが継続しています。精神の安定にかかわる特別な配慮が必要です。証拠のための実例の収集という特殊な要請や、暴行監視チームや地域のサービスの活用のためのプロトコル発動などがあります。揺さぶられっ子症候群など、虐待を受けた子どもは意識レベルの変化はあっても無熱性である場合があります。

医療プロトコルは、早期の精神医療センターへの紹介、危機介入、特殊なサービスを含むべきです。このような患者は、特別な安全が確保できる環境と介護を提供できる環境が必要です。

19. 激痛（疼痛スケール）

患者が 8 〜 10/10 の痛みを主張しているにも関わらず苦痛が見られない場合、あるいはどう見ても強い痛みがあると思えない場合、過去に最も痛かったことについて聞くことが有用です。誰にとっても最初に感じた痛みは 10/10 で当たり前です。もし彼らが以前に骨折や重度の外傷があり、今感じている痛みとの比較ができれば、どのトリアージレベルが適切であるかを判断することに役立ちます。年少児では痛みの評価はより難しく、フェイスアナログスケールの活用や経験による判断が要求されます。強い痛みがありそうな子どもは（痛みスコアや痛みの度合いを訴えられなくとも）、8 〜 10/10 の痛みがあるとして治療すべきです。ED での医療指示として、トリアージナースは痛みのある患者に、すぐに痛みを緩和することを許可するべきです。副木を施したり、氷冷、挙上位をとるなど、身体的な介入もまた痛みの緩和には効果的です。

レベル3 ── 準緊急　医療的介入までの時間　30分未満

レベル 3 の状態は、著しい不快感があり、日常生活行動や仕事を遂行できない状態です。レベル 3 の患者は急速に悪化して、緊急の医療介入を必要とするかもしれません。レベル 3 は、トリアージ評価、再評価、患者再配置にあたり最もきわどいトリアージ分類レベルです。

バイタルサインは、わずかに異常もしくはほぼ正常範囲かもしれません。レベル 3 の状態には以下のような事例を含みます。

1. 中等度の喘息

　中等度の喘息は咳嗽、夜間覚醒、軽度から中等度の息切れを引き起こします。客観的な徴候としては、酸素飽和度の低下（92%〜94%未満）、努力呼気量低下、最大呼気流量低下（予測値あるいは過去最大値の40%〜60%）がみられます。投薬歴や以前の発作の状態（挿管、ICU入院、頻回の入院歴）が、ハイリスク患者を見分けるのに役に立ちます。

　呼吸器症状が増悪しつつある喘息患者を、より低いトリアージレベルに振り分けるのは妥当ではありません。このような患者は、観察や再評価できる場所に移し、患者や家族がEDスタッフに悪化した場合にすぐに伝えるよう説明しておくべきです。肺気量測定（FEVまたはPEFR）は呼吸器症状の進行でEDに来院する5歳以上の患者には実施するべきです。EDでは、適切な早い時期に気管支拡張薬を使用できるように、医療指示を決めておくべきです。

2. 中等度の呼吸窮迫

　肺炎、細気管支炎、クループの患者は息切れ状態に見えたり、症状を訴える場合があります。介入や治療の必要性を決定するためにはバイタルサインや症状の評価をすることが有用です。特に喘鳴がある場合には、酸素飽和度のような客観的測定も有用です。

3. 意識状態の変化

　既知の痙攣患者の発作後や新たな発作患者でも5分未満の場合、もし患者の意識が清明で、呼吸も正常、気道反射も正常（嗚咽反射がある）、バイタルサインも正常で増悪の兆しもなければ、レベル3に分類されます。意識状態に問題がある頭蓋内シャント術がなされた患者は特別に診察する必要があります。

4. 頭部外傷

　レベル3の頭部外傷患者は、相当強い外傷機転が働いた状態ではあるものの、意識は清明で（GCS14〜15）、痛みも中等度（8/10未満）で、嘔気や嘔吐も軽度です。

しかしこのような患者も、症状の悪化もしくは状態の不良があればレベル2に繰り上げるべきです。

5．中等度の外傷

　骨折患者は時に激しい痛みがありますが、副木の実施や鎮痛剤投与による迅速な看護介入により、レベル3の区分けが妥当になります。中等度の痛み（8/10未満）を伴う関節脱臼はレベル3に選別されますが、一般に大関節脱臼はすぐに整復すべきであり、医師の評価は30分以内に行うべきです。レベル3の患者は安定しており、バイタルサインも正常かほぼ正常域にあります。

6．体液喪失

　レベル3の体内喪失の例としては、バイタルサインは正常な不正性器出血、扁桃腺摘出術後の出血、下痢、嘔吐などがあります。しかし、乳幼児の脱水や重篤な感染は時に微妙であり、バイタルサインが正常なこともあるため注意しなければなりません。レベル3の体液喪失状態は30分以内に再評価されるべきです。

7．腹痛

　便秘も時に痛みを引き起しますが、年齢の高い子どもの虫垂炎と年齢の低い子どもの腸重積を忘れてはいけません。外傷後に腹痛のある子どもの場合は、外傷による影響を評価しなければいけません。

8．急性の精神疾患、自殺企図

　レベル3の精神疾患患者には、興奮はしてはいないが自分や他人を脅かす可能性のある人が含まれます。このような患者は、感情的ではあるかもしれませんが協力的であり狂暴性はありません。患者が安心できる環境にとどめておき、トリアージ要員は過剰服薬あるいは自殺企図があったのかどうか判断すべきです。

9. 中等度の痛み (4〜7/10)

　大きな問題はないものの中等度の痛みのある患者は、施設内で決められた鎮痛剤投与もしくは医師と口頭連絡するプロトコルを適用し、早期に看護介入を受けさせるべきです（例えば、氷冷、副木あて）。

レベル 4 ── 準々緊急　　医療的介入までの時間 🕐 60分未満

　患者の年齢や苦痛の度合いに関連した状態や、悪化または合併症の出現の可能性がある状態です。
　このような患者は1〜2時間以内に再評価や介入が施されます。レベル4の状態は以下のような状況を含みます。

1. 上気道感染症状（URI）

　上気道の鬱血、咳嗽、疼痛、発熱、喉の炎症のある患者が救急外来に訪れることは多い。残念ながら、連鎖球菌性咽頭炎、伝染性単核症、扁桃周囲膿瘍、喉頭蓋炎、肺炎、その他の重篤な疾患の場合、ルーチン評価や迅速な評価では特定することはできません。全身性のインフルエンザ様病態は、重大な根本的疾患がある患者、非常に年齢の低い子どもでは重篤となりえます。いくつかの重篤な細菌感染症は、ウイルス性疾患のような症状を呈する可能性があるため、レベル3の対応が必要となるでしょう。特に呼吸器系の徴候や症状があれば酸素飽和度を測定し、もし95％未満であればトリアージレベルを上げる必要があります。

2. 頭部外傷

　レベル4の頭部外傷患者は、軽度の外傷で、意識清明、嘔吐はなく、頚部症状もなく、バイタルサインが正常な患者です。EDに来たときの状況に応じて、一定の短い観察時間が必要となります。患者の年齢、自宅で受けるであろう介護の種類やサポートもまたトリアージレベルの決定、観察場所、観察時間に影響を与えます。

3．脱水症状のない嘔吐や下痢

　嘔吐や下痢の場合には脱水のリスクは高まります。ウイルス性の胃腸炎が重篤な問題を起こすことは多くありません。脱水の徴候は年齢により異なります。年齢の低い子どもの場合、ちょっとむずかる状態から傾眠傾向もしくは意識消失するような状況までの精神状態を示すでしょう。バイタルサイン、粘膜の乾燥，涙の減少、尿排泄や皮膚緊張の減少など手がかりとなる症状を見つけます。質問には、どれくらいの時間嘔吐していたか、飲食をした時だけ嘔吐したのかどうか、最終の嘔吐があった時間（正確な時間が最良）についてを含めるべきです。下痢の場合も同様です。下痢の回数が1日5回以下であれば、脱水もしくは電解質のバランス異常は起こりにくいです。しかし子どもでは、1日に10回以上の下痢（出血ありなしにかかわらず）があった場合、より重篤な原因を考えるべきです。脱水の程度の評価に応じて、24時間さかのぼって10回以上の嘔吐、もしくは1日5回以上の下痢が2日以上続いた場合には、レベルを2もしくは3に上げるべきです。嘔吐はほかの問題の徴候となる可能性があります（例えば、中枢神経系の異常、心疾患、薬物の影響、糖尿病）。これらの可能性を考慮しなければなりません。

4．軽度の外傷

　検査や治療を必要とする軽度の骨折、捻挫、打撲、擦過傷、裂傷の患者はレベル4に分類されます。バイタルサインは正常で痛みも軽度です（1〜3/10）。

5．腹痛

　軽度の急性腹痛（1〜3/10）の既往がある患者はレベル4に振り分けられます。バイタルサインは正常であり、患者には急性の障害があるわけではありません。便秘は強い痛みを起こす可能性があり、重篤な問題と混乱されることがあります。まず最悪の事態を想定して評価をはじめ、重症の可能性があるけれども治療可能な問題（例えば、虫垂炎）を除外することができるくらいの臨床上または検査上のデータを確実に集めなければなりません。痛みの強さは、このような重症度を判定する手段にはなりません。

6. 頭痛

　急激な発症でなく、そう強くなく、片頭痛ではなく、リスクの高い徴候がない（レベル2、3参照）頭痛はレベル4に分類されます。感染（例えば、副鼻腔炎、上気道感染）あるいはインフルエンザ様疾患がこうした頭痛の原因と考えられます。

7. 耳痛

　中耳炎や外耳道炎は中等度（4〜7/10）から重度（8〜10/10）の痛みを起こすことがあります。このような患者は看護プロトコルや介入のひとつとして鎮痛剤が投与されるべきです。重度の痛みや急激な苦痛があるならばトリアージレベルは3にするか、鎮痛剤の指示を要します。トリアージ要員は、いかにしてすぐに医師の評価に移行すべきかを判断する必要があります。耳痛の原因を判断して適切な治療を実践し、再評価することが重要です。

8. 胸痛

　子どもの場合通常、軽度の外傷や感染症の経過中に胸痛を呈します。この場合は急激な苦痛はなく、呼吸が浅くなることもなく、正常なバイタルサインを示します。肺や心臓の疾患（例えば、のう胞性線維症、膠原血管病）が根本にない患者は、既往歴や所見に応じてトリアージします。

9. 抑うつ

　自殺願望の訴えや、その素振りはあっても興奮しているように見えない患者はレベル4として分類されます。バイタルサインは正常です。自殺の危険や過剰服薬の可能性は正確に見極めるのは困難です。医療従事者は共感的姿勢で接する必要があります。この場合責任をもって対応できる人が一緒にいて、可能ならば静かで安全な場所に移して、定期的な再評価をするべきです。自殺の危険性についても評価する必要があります。

10. 軽度の急性痛（1～3/10）

　軽度の痛みを伴う軽度の外傷あるいは筋骨格的な問題はレベル4に振り分けられます。

レベル5——非緊急　　医療的介入までの時間　120分未満

　レベル5の状態は急性ではあるが非緊急、または慢性的な問題（悪化する徴候があってもなくても）によるものである。このようないくつかの疾患もしくは外傷の診療や介入は、遅れるか、病院内のほかの部署もしくはほかの医療システム分野に依頼することになります。レベル5の状態としては以下を含みます。

1. 上気道感染、咽頭炎

　この場合は訴えが軽度であり（例えば、典型的なウイルス性疾患）、バイタルサインは正常で、呼吸器症状や徴候はありません。

2. 軽度の皮膚トラブル

　打撲、擦過傷、裂傷（縫合などによる創傷閉鎖を必要としない）、抜糸、日焼けなどの軽度の外傷は、レベル5の典型である。皮膚の問題としては、湿疹、疣贅、シラミ、単純な発疹が含まれます。看護介入、創傷洗浄、予防接種の状況、軽い鎮痛薬投与などは、この分類の患者で予測されることです。

3. 腹痛

　慢性あるいは繰り返す軽度の痛み（1～3/10）でバイタルサインが正常である場合はレベル5に分類されます。なかにはより強い痛みを訴える患者がいたとしてもより緊急度の高いトリアージレベルに区分けするのは難しいかもしれません。このような患者がいる状況を考慮して、独断的にならない努力をする必要があります。彼らの症状は、医療者と患者のいずれにとっても大変挑戦的であり、フラストレー

ションのもとになります。待ち時間が延長することは、再評価が必要となり、通常はトリアージレベルを上げることにつながります。

4. 単独の嘔吐、単独の下痢

このような患者は脱水の徴候はなく、精神状態やバイタルサインは正常です。

5. 精神医学的もしくは心理学的問題

このような患者は、一見軽度あるいはごくわずかな問題しかを持たなように見うけられる場合があります。こうした患者は、地域特性によりほかの医療を受けられない欲求不満があるためか、もしくは単に受けられるほかの選択肢すら知らないためにEDを受診するのだと思えます。偏見のない広い心で受け入れ、社会経済的、文化的な問題を考慮すれば、必要とされる介入のレベルや患者が自分や他者に危害を加えるリスクを評価できます。このような患者では、バイタルサインは正常であるけれども、慢性的もしくは繰り返す抑うつがあり、その対処のトラブル、学校での問題、行動上の問題があります。慢性でより重度な精神障害や、悪化や症状に変動がない行動障害の場合、通常のトリアージ過程で十分に評価することはできません。

区分けが難しい患者

どのトリアージレベルにも属なさいと思われ、判断が難しい患者がいる場合、医療従事者は同僚と相談し、経験や直感で判断します。トリアージレベルを決める場合、いつも患者を自分の友達や身内だと思って取り扱ってください。一見事務的に同じに見える、再受診、検査目的、予定処置、といった来院でも、必要な介入や動員される医療資源は異なります。嘔吐、頭痛、頭部外傷、喘息など、同様な臨床症状やカテゴリーでも、さまざまなトリアージカテゴリーになりえます。トリアージレベルは、そのEDの診断能力、治療ガイドライン、治療計画、クリティカルパス、医療指示などを総合して決められるべきものです。

予定来院

　創傷包帯交換、ギプスチェック、再診察（跛行、脱水、黄疸、腹痛、頭痛、喘息など）などの目的で、再度の来院となる予定来院の患者では、必要とする医療資源、治療介入の程度、介入までの時間はさまざまです。EDによっては、こうした再診療患者を取り扱うことが地域の事情に適した選択になります。予定されたことで、時には必ずしも急ぎでない場合もありますが、こうした長時間の待ち時間を含むシステムをEDに組み入れることはよくあることです。対象を限定した急行診察ライン（ファーストトラック）や治療区域の設定は、個々のEDの組織的な問題であり、介入の優先度を決めるトリアージとは関係のないことです。もし、敢えてこうした患者をトリアージシステムに組み入れ、必要な医療資源や時間的な必要度で判断するとしたら、大多数のこうした患者はレベル5で、殆ど入院になる可能性のないグループに分類されることになります。すべての患者がトリアージされるべきです。というのも、例えば予定検査来院（腹部あるいは骨盤臓器の超音波検査、頭部CT、骨格スキャン）の患者でも必要度は多様であるからです。検査が予定されてから、患者の状態が変化した可能性がありますし、再診察の目的が症状が悪化したり変化したり場合であったりするからです。すべての再診察、再検査患者を同じトリアージレベルに区分したり、同じ医療資源に必要度と区分するのは危険ですし、その医療システムの有効機能性の評価につながりません。

トリアージの玉条

　患者が病気にみえたり、よく判断できない場合は、トリアージ1か2に区分しなさい。

注：トリアージでの酸素飽和度（SpO$_2$）について

　小児患者ですので、体動に強いパルスオキシメータを用い、酸素が投与されていない状態で測定した値が評価の前提です。低いSpO$_2$値は、酸素不足だけでなく、気道閉塞などによる炭酸ガスの過剰（低換気）でもおきますが、酸素が投与されている場合、それが隠されてしまいます。

　酸素が投与されている患者で、酸素投与を止めて評価せよという意味ではなく、パルスオキシメータは、換気のモニターではないことを十分に承知し、酸素投与されている患者では十分に注意して評価して欲しいという意味です。

　SpO$_2$は様々な理由で、実際より低く測定される場合が多く、そのこと自体は患者にとって安全な方向なのですが、火災や暖房器具の不完全燃焼などによる一酸化炭素（CO）中毒の場合には、実際より相当に高めに測定される可能性があります。特に一酸化炭素中毒の場合、頭痛や疲労感など一般的な感冒症状以上の症状がない場合もあり、見落とされがちです。救急部門で用いるパルスオキシメータは、今後COHb測定が可能な機種を用いる時代になると思います。

小児救急医療でのトリアージ
P-CTAS：カナダ小児救急トリアージ・緊急度評価スケールを学ぶ

5

Canadian Paediatric Triage and Acuity Scale (P-CTAS)

小児患者での考慮事項

小児患者と成人患者の双方を取り扱うEDで、小児患者の必要度や、その両親や介護者の期待度に沿うのは困難です。致死的な病状を呈する小児患者は少ないです。しかし、小児患者では重篤な状態の症状や徴候は微妙であったり急激に進展します。従って小児患者での安全を確保し、両親や介護者の懸念に応えるためには、頻回の患者評価が特に重要です。

　患者の意識状態、呼吸状態、循環状態の迅速な評価からの病気の重症度の第一印象が、直ちに必要な介入の判断をします。レベル1、2の患者の場合、迅速な医師、看護師による生理学的評価、詳細な病歴聴取のために、直ちにED内に患者が運び入れます。

　小児では、来院時の症状の評価が、患者自身が問題を訴えられないことや医療チームの評価が両親や介護者の思いに頼らなければならないという困難さがあります。小児ではさまざまな問題が成人とは異なって区分けされ、また小児に特有な検査や判断が必要な問題（新生児黄疸など）も存在します。さまざまなトリアージレベル内でも、多くの問題が、個々の小児の生理学的な反応に応じて区分けされます。

　より程度の軽い、トリアージレベル3、4、5の区分けには、特定の生理学的な評価が手助けになります。

a．意識状態と意思疎通レベルの評価
b．呼吸回数と努力
c．心拍数と循環状態

トリアージ区分割り当て

　以下の説明は総てを網羅したものではありません。4章のトリアージ緊急度スケール—分類定義、9章のトリアージレベル区分け早見表の説明の補足と考えてください。

　生理学的変動、心拍数、呼吸数は使い勝手を考え標準的な数値表から示しました。

疼痛スケールの適応は小児では難しいかもしれないし、なかなかよいタイミングで使用できないかもしれません。痛みが強いと思われたら、スケールで8〜10/10と考えて対処します。

■ レベル1

●第一印象
　生命や四肢が致命的状態（あるいはそうした状態にすぐに陥りそう）で、直ちに積極的な介入が必要な状態。
- 呼吸不全、ショック、昏睡、心配停止状態の幼小児
- 生理学的な安定状態を保つのに、絶え間ない注意が必要な幼小児

●来院の状況
　例：痙攣重積、重症呼吸窮迫、意識喪失、広範囲熱傷、外傷、著しい出血、心肺停止

●生理学的評価
- 無反応
- 呼吸数が正常範囲より2標準偏差以上あるいは以下
- 重症の呼吸窮迫あるいは不十分な呼吸
- 心拍数が正常範囲より2標準偏差以上あるいは以下
- 心停止、ショック、チアノーゼ

■ レベル2

●第一印象
　致命的状態になる可能性、あるいは四肢の機能が喪失される可能性のために、迅速な介入や治療が必要な状態。
- 中等度の呼吸窮迫、意識状態の変化、脱水で生理的な状態が不安定な小児
- 3カ月未満で、体温異常（36℃未満、38℃以上）の乳児。体温は重症度の信頼できる指標ではない。重症に見える小児
- 生後7日未満の新生児では、症状、徴候が軽微でも重症の可能性

● 来院の状況
例：敗血症、中毒、喘息重積、DKA（糖尿病性ケトアシドーシス）、幼児虐待のリスク、紫斑（溢血斑など指で押しても白くならない発疹）、開放骨折、暴力的患者、睾丸痛、裂傷や整形外科的創傷で神経血管障害を伴うもの、永久歯脱臼を伴う歯科的外傷、化学療法中あるいは免疫抑制患者の発熱

● 生理学的評価
- 意識状態の変化、無気力
- 呼吸数が正常範囲より1標準偏差以上あるいは以下
- 中等度の呼吸窮迫あるいは著名な喘鳴
- 心拍数が正常範囲より1標準偏差以上あるいは以下
- 毛細血管再充満時間4秒以上

■ レベル3

● 第一印象
緊急な介入や治療が必要となる重篤な状態に進行する可能性を持った状態。
- 意識はしっかりしているが、多少の行動異常や軽度のバイタルサイン異常のある乳幼児
- 体温が38.5C以上の生後3〜36カ月月の乳幼児

● 来院症状
例：単純熱傷、骨折、中等度喘息、呼吸窮迫を伴わない肺炎、痙攣の既往、自殺意図、観察だけが必要な薬物摂取、頭部外傷（意識清明だが嘔吐を伴う）、中等度脱水、身体的暴行、強姦の疑い

● 生理学的評価
- 乳児―なだめてもおさまらない、哺乳しない、小児―異常行動
- ボーダーラインの呼吸数
- 軽度の呼吸窮迫、喘鳴
- ボーダーラインの心拍数
- 毛細血管再充満時間2秒以上

■ レベル4

●第一印象
　患者の年齢や苦痛の度合いに関連した状態、悪化または合併症の出現の可能性がある状態で、何らかの介入や精神的な支援が役に立つ状態。
　すぐに悪化を示唆する既往歴はない。

- 意識はしっかりしているが、多少の行動異常や軽度のバイタルサイン異常のある乳幼児
- 体温が38.5℃以上の生後3〜36カ月の乳幼児

●来院症状
　例：軽い喘息、脱水を伴わない嘔吐や下痢、小外傷、中耳炎

●生理学的評価
- なだめればおさまる、行動は適切だが、異常行動の既往
- 正常範囲内の呼吸数
- 正常範囲内の心拍

■ レベル5

●第一印象
　急性ではあるが、緊急ではない状態。悪化の傾向があるなしにかかわらず、慢性の病状の問題の一部。十分に待ってもらう余裕があるか、他所で治療してもらえる可能性のある病気や外傷の治療あるいは検査。

●来院症状
　例：鼻閉、シラミ、抜糸

●生理学的評価（表4）（CJEM Oct21, 3（4））
- 行動異常の既往なし
- 呼吸数年齢相応
- 心拍数年齢相応

高次小児医療センター

　都市部にある小児医療センターは、地方からの紹介医療の役割と人口構成とから、一般の全年齢層を取り扱う一般のED（救急部門）とは異なった患者群を取り扱います。一般のEDでは、小児トリアージの熟練者の有無や、小児に向けた評価、治療のプロトコルの有無の組合せで、さまざまな違いが生じます。トリアージの時間目標は、「適切な介入まで」であり、「医師の評価を受けるまで」ではありませんので、来院してから医師の診察を受けるまでの所要時間を厳密に規定したり、到達目標にはしません。そして、トリアージ時間目標は、医師の診察に先立っての手当や処置プロトコルの導入や、医師の口頭評価や指示の効率的な導入により、流動的に変わるものです。

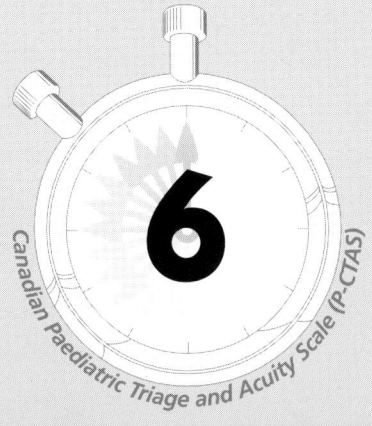

小児救急医療でのトリアージ
P-CTAS：カナダ小児救急トリアージ・緊急度評価スケールを学ぶ

6

Canadian Paediatric Triage and Acuity Scale (P-CTAS)

非都市部の救急医療施設 （REHCF）

カナダ救急医学会は、地方、僻地、離島などの非都市部での医療施設のED（REHCFs：Rural Emergency Health Care Facilities）の運営に関する指針を持っています。（Recommendations for the Management of Rural, Remote, and Isolated Emergency Health Care Facilities in Canada［policy document］. Ottawa：Canadian Association of Emergency Physicians；1997. Available：www.caep.ca）.

非都市部のEDには特有の課題があります。例えば、EDを病院医師だけでまかなうことは不可能です。患者数が少ないとはいえ、都市部と同じ病気、同じ重症度の患者は存在し、適切な介入が必要です。カナダでは、すべてのREHCFのトリアージ要員は、小児患者の評価の訓練、トリアージ、家族中心の医療供給の訓練を受けます。そして、小児の正常な生理学的指標、バイタルサイン表、重症小児の症状や徴候に関する資料を常に利用できる状態にしておく義務があります。

P-CTASの目的の一つは、症例の分布や適切な介入までの状況を把握することです。症例分布の比較や、地域全体としての救急医療施設へのアクセス状態を理解するために、EDの大きさや場所にかかわらず、すべての患者にCTASトリアージレベルを割り付けます。

P-CTASスケールは、病気、生理学的評価に基づいており、REHCFであろうと都市部のEDであろうと同一です。P-CTASでは、必ずしも医師の直接の介入までを時間目標にしていません。REHCFでは、非医師による患者評価プロトコルや、医師への電話やテレビ電話などによる診断や治療プロトコル開始までの連絡経路も含めての時間目標を使います。

REHCFであってもP-CTASトリアージレベルや患者評価開始までの時間は同一とはいえ、医師の直接介入に関しては、住み込み医師がいない施設では、それに合わせた治療プロトコルや治療計画を作成する必要があります。そうしたプロトコルや治療計画は、小児に関するすべての一般的な症状や問題を網羅し、REHCFに勤務する非医師医療従事者が、適切に患者評価や治療介入ができるようにされている必要があります。そうしたプロトコルなどには次の内容を含む必要があります。
- EDに特定のトリアージ区域を持たないREHCFの場合

- あまり患者数の多くない REHCF にみられるように、トリアージをする看護師と、完全な患者評価をする看護師が同一の場合
- 十分に訓練を積み、資格を有し、経験も有する非医師医療従事者が初期評価、治療にあたる場合
- 電話、FAX、e-mail、ビデオカンファレンス、その他の通信手段を用い、宅直医師などとの連絡で、どのくらい迅速に直接医師の介入が必要か、あるいは医師到着前に治療介入が必要かを判断できる手段
- 看護師の評価による患者状況が変化し、迅速な医師介入が必要となった場合

用いられるプロトコルや治療計画は、根拠に基づいた（EBM）ものであるべきで、可能なかぎり REHCF での実効性が確認されたものであるべきです。プロトコルや治療計画の有効性の評価や品質確保のためにも、ガイドラインや患者予後判定に確実に従う必要があります。REHCF での P-CTAS の組み入れに関しては、以下の項目を含む研究がなされるべきです。
- 応答時間充足率
- プロトコルやケアマップへの従服度
- P-CTAS ガイドラインやケアマップを使用しての REHCF での患者予後
- P-CTAS ガイドラインやケアマップを使用しての REHCF での患者の満足度
- REHCF ですでに使われているトリアージと P-CTAS との比較

私たちは、オンライン、オフラインで、P-CTAS ガイドラインに基づいたガイドラインやケアマップを作成してきており、これらと適切なトレーニングの組合せ、そして絶え間ない評価を通じて、地域社会に適した小児救急医療システムを作り上げて行きます。

7 トリアージ区域の設営

トリアージ区域は、最初に患者の目に入るところであり、患者の心に残り続けます。快適性、プライバシー、そして楽しい雰囲気作りをつねに心がけます。しかし、来院する患者に、看護師の目が常に届く場所である必要があります。ドアはバリアフリーで、車椅子やストレッチャー障碍になる段差があってはいけません。ユニバーサルプレコーションに備え手洗い槽や消毒薬取り付けが必要です。電話が必要ですが、受付あるいは治療区域との連絡だけの単純な通信用です。

　待合室には患者、家族、付き添い者用に十分なスペースを用意します。家族は時に患者の兄弟の世話をする者や通訳者など沢山の同伴者を伴うことがあります。理想的には小児患者と成人患者の待合室は別の方がいいです。

　トイレは、小児用に考えられたものが必要で、子どもの手が届く低い手洗い槽、男女双方のトイレにおむつ交換台が必要です。車椅子、ベビーカー使用が可能なトイレが必要です。授乳のためのプライバシーのある部屋も必要です。

　公衆電話、飲み物や食べ物の自動販売機も必要です。待合室やトイレは頻回に清掃される必要があります。もし玩具類が備えられている場合、それらが個人使用ごとに清潔が保たれるシステムを取り入れる必要があります。

　患者および医療従事者の安全のために、警備員の手配も考慮します。

8

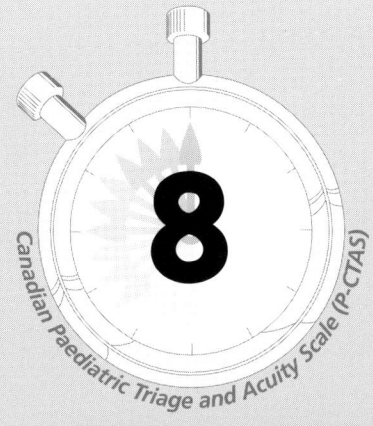

トリアージ看護師教育行程

小児トリアージの看護師教育の詳細は、個々のトリアージ看護師の小児医療の知識、経験、技量により異なります。小児でのトリアージを正確に行うためには、小児の正常な発育発達の知識、年齢にふさわしい小児への近づき方、乳幼児期から思春期に至る間での生理学的、心理学的な変遷にかかわる知識が不可欠です。

- 役割と責任分担について
- 小児の生理学的パラメータおよびPAT（Pediatric Assessment Triangle）について
- 小児疼痛スケールについて
- 家族中心医療（family centered care）と本人以外からの病歴聴取について
- 情緒的心理的問題と配偶者虐待、小児虐待の定型的な来院時症状
- 記録
- 資材、機材について
- 安全について

● ステップ1
- 休憩時間にトリアージを受け持ってみる
- トリアージ区分がよく分からない5例と区分けに自信がある5例を選び出します。それらの症例を追跡し、文書にまとめて（患者の記録とともに）、ナースクリニシャン[※1]（nurse clinician）に提出します
- 病棟があまり忙しくないときに、主任看護師に断って、指導下でトリアージの見習いをします
- トリアージガイドラインを勉強します

● ステップ2
- 4時間見習い実習[※2]

● ステップ3
- 与えられた症例を勉強します
- 1〜2時間の見習い実習[※2]

●ステップ４
  • 一人でトリアージをします。

　トリアージ教育は常に続くものであり、終わりがありません。トリアージ担当者は、症例検討を系統的に行うシステムを作っておくべきです。そこでは、患者来院時の問題、トリアージ区分け、区分けの理由を検討します。こうしたトリアージ検討会を定期的に行い、そこには、さまざまな救急医療にかかわる人々が参加します。

※１　ナースクリニシャンは、日本にはない職種で、相当広範囲な医療行為が行える看護師です。いわば小児救急認定看護師です。
※２　見習い時間は流動的に調整できます。１日１時間で十分な場合もありますが、小児の経験がほとんどない看護師の場合、もっと長い時間が必要になります。

小児救急医療でのトリアージ
P-CTAS：カナダ小児救急トリアージ・緊急度評価スケールを学ぶ

9

Canadian Paediatric Triage and Acuity Scale (P-CTAS)

トリアージレベル
区分け早見表

	トリアージレベル 1
呼吸器系（RESP）	• 気道確保の問題 • 重症な呼吸窮迫、換気不全 • 重篤な喘息発作重積 • 呼吸窮迫を伴う胸部外傷
中枢神経系（CNS）	• 重症頭部外傷 • 意識喪失、無反応 • 痙攣状態
心血管系（CVS）	• 心肺停止 • ショック、低血圧 • 大量出血
骨格筋肉系（MSK）	• 重症外傷 • 外傷性四肢切断 • 低温傷害、低体温
皮膚	• 体表面積25％以上の熱傷、気道熱傷
胃消化管系（GI）	• 呼吸困難を伴う嚥下困難 • 鈍的、貫通的腹部外傷、ショック症状
婦人科系（GYN）	• バイタルサイン異常を伴う不正性器出血
血液学・免疫学系（HEM/IMMUN）	• アナフィラキシー
内分泌系（ENDO）	• 糖尿病（意識障害）
行動	• 無反応
感染症（INF）	• 敗血症性ショック
小児虐待	• 不安定な状況、軋轢が存在する場合

	トリアージレベル 2
呼吸器系（RESP）	• 著名な喘鳴 • 中等度の呼吸窮迫 • 重症喘息発作 • 呼吸窮迫を伴う異物誤嚥
中枢神経系（CNS）	• 意識変化を伴う中等度頭部外傷 • 意識変化 • シャント機能不全、患者の状態が悪い • 突然の意識混乱、脱力、強い頭痛
心血管系（CVS）	• 重篤な頻脈 • 徐脈 • 重症脱水 • 止血できていない大出血
骨格筋肉系（MSK）	• 外傷性切断（手指、足趾） • 開放性もしくは神経障害を伴う骨折 • 神経障害を伴う背部痛 • 永久歯剥離
皮膚	• 体表面積 10% 以上の熱傷、顔、手、足 • 化学的、電気的熱傷 • 紫斑性発疹（溢血斑などの押しても白くならない発疹）
胃消化管系（GI）	• 急性出血（吐血、下血） • 腹痛で、嘔吐、下痢、バイタルサインの異常を伴う場合
泌尿器（GU）	• 重症睾丸痛 • 24 時間以上の尿閉 • 包皮嵌頓、陰茎持続強直

婦人科系（GYN）	• バイタルサイン正常で、子宮外妊娠の可能性 • 重症不正性器出血
眼科・耳鼻科系（EENT）	• 目への化学物質曝露 • 目の貫通症、熱傷 • 眼窩感染 • 耳刺創、耳切断 • 止血できない鼻出血、扁摘後出血 • 流涎を伴う咽頭痛、喘鳴、嚥下困難 • 喉頭損傷後発症の嗄声
血液学・免疫学系（HEM/IMMUN）	• 出血傾向 • 発熱（白血球減少、鎌状赤血球症）
内分泌系（ENDO）	• 糖尿病（ケトアシドーシス、低血糖）
精神科系（PDYCH）	• 薬物中毒、過量服用 • 自傷、他人への危害のハイリスク • 暴力行動
行動	• 無気力 • 生後7日未満の新生児
感染症（INF）	• 中毒顔貌の乳幼児 • 3カ月未満の乳児で、体温36℃未満か38℃以上
小児虐待	• リスクが継続中
疼痛スケール	• 激痛（8〜10/10）

	トリアージレベル 3
呼吸器系（RESP）	• 喘鳴 • 軽度の呼吸窮迫 • 中等度喘息発作 • 呼吸窮迫を伴わないが咳嗽がある異物誤嚥 • 咳込み、呼吸窮迫状態が見受けられる場合
中枢神経系（CNS）	• 頭部の軽度外傷（GCS 3/4 15） • 意識変化の既往 • 頭痛 • シャント閉塞が疑われるが窮迫はない • 今痙攣はないが、ED 来院前に痙攣あり
心血管系（CVS）	• 頻脈 • 脱水の徴候 • 止血できていない小出血
骨格筋肉系（MSK）	• 骨折の疑いがあるが神経血管障害はない • ギプスの強い巻きすぎによる神経血管障害 • 体表面積 10% 以上の熱傷、顔、手、足 • 発熱を伴う関節痛 • 歯科外傷
皮膚（Skin）	• 皮膚浅層熱傷で、体表面積（BSA）の 10% 未満 • 皮膚全層熱傷で、BSA の 5% 未満 • 局所的寒冷損傷 • 蜂窩織炎（患者が病気顔貌か有熱） • 複雑裂傷
胃消化管系（GI）	• 嘔吐の継続か胆汁様嘔吐 • 2 歳未満の嘔吐、下痢 • 虫垂炎の可能性

泌尿器（GU）	• 中等度睾丸痛、腫脹 • 鼠径部膨隆（発熱） • 8時間以上の尿閉
婦人科系（GYN）	• 不正性器出血（バイタルサイン正常）
眼科・耳鼻科系 （EENT）	• 疼痛を伴う鼻異物、異物誤嚥の可能性 • 止血された鼻出血、咽頭口蓋扁摘後出血 • 軟口蓋の刺し傷 • 嚥下困難を伴う扁桃小膿胞 • 急性発症した難聴 • 術後出血、咽頭、口蓋扁桃摘出術後 • 外耳道異物 • 発熱を伴う眼窩周囲腫脹 • 突然の視力障害
血液学・免疫学系 （HEM/IMMUN）	• 鎌状赤血球症 • 中等度アレルギー反応
内分泌系（ENDO）	• 糖尿病（高血糖）
精神科系（PDYCH）	• 観察が必要な薬物過量服用 • 自傷、他人への危害の中等度リスク • 分裂的、苦悶的
行動	• なだめてもおさまらない乳児 • 哺乳しようとしない乳児
感染症（INF）	• 3〜36カ月未満の乳幼児で、体温38℃以上
小児虐待	• 身体的虐待 • 性的虐待を受けてから48時間以内
疼痛スケール	• 中等度（4〜7/10）

トリアージレベル 4	
呼吸器系（RESP）	• 軽度の喘息発作 • 異物誤嚥の可能性はあるが呼吸窮迫を伴わない • 呼吸窮迫のない軽度胸部外傷
中枢神経系（CNS）	• 頭部の軽度外傷（嘔吐や意識障害なし GCS 15） • 急性の問題がない慢性の頭痛、繰り返す頭痛
心血管系（CVS）	• バイタルサインに異常のない胸痛
骨格筋肉系（MSK）	• 四肢の骨折、若木骨折、バックル（座屈骨折） • 捻挫、筋違え • 四肢腫脹
皮膚（Skin）	• 軽度凍傷（皮膚色変化無し、痛み無し） • 限局性蜂窩織炎 • 小さな熱傷
胃消化管系（GI）	• 便秘、食べない、急な腹痛 • 2歳以上での嘔吐、下痢
泌尿器（GU）	• 陰嚢外傷 • 尿路感染の可能性
眼科・耳鼻科系（EENT）	• 角膜異物、擦過傷 • 眼脂、乾燥眼脂、分泌物 • 耳漏 • 耳痛
血液学・免疫学系（HEM/IMMUN）	• 鎌状赤血球症 • 中等度アレルギー反応
精神科系（PDYCH）	• 自傷、他人への危害の軽度のリスク • 抑鬱

行動	・ぐずっているがなだめられる乳児 ・異常行動
感染症（INF）	・生後36カ月以上の幼児で、体温38.5℃以上（重症感なし）
小児虐待	・家庭内暴力の症状、徴候や既往がある
疼痛スケール	・軽度（1～3/10）

トリアージレベル5

皮膚（Skin）	・表面的な創傷 ・小さな裂傷、擦過傷、打撲 ・局所性の発疹 ・ちょっとした虫さされなど
胃消化管系（GI）	・便秘、下痢、腹痛や脱水なし（バイタルサイン正常）
眼科・耳鼻科系（EENT）	・咽頭痛、喉頭炎、ちょっとした口腔内炎 ・鼻閉、アレルギー、上気道炎 ・結膜炎
精神科系（PDYCH）	・急性変化のない慢性症状
行動	・ぐずってはいるがなだめられる乳児 ・異常行動
疼痛スケール	・ちょっとした痛み

小児救急医療でのトリアージ
P-CTAS：カナダ小児救急トリアージ・緊急度評価スケールを学ぶ

10

Canadian Paediatric Triage and Acuity Scale (P-CTAS)

P-CTAS教育資料

0-00

カナダ小児トリアージ緊急度判定ガイドライン

P-CTAS

Canadian Pediatric Triage and Acuity Scale

著者
Anna Jarvis, Louise LeBlanc, David Warren

共同執筆者
Jerry Bell, Debbie Cotton, Valerie Eden,
Michael Murray, Carla Policicchio

Canadian Emergency Medicine National Triage Working Group:

JSPICC:Japanese Society of Pediatric Intensive and Critical Care

0-01

このコースの目的

- 救急部門(ED)におけるトリアージの目的を理解する
- トリアージナースの役割、責任、資格を理解する
- P-CTASにおける患者評価過程を理解する
- 小児救急患者を正確に、
  5段階のトリアージ・レベルに振り分けられる
- 診察待ち患者の再評価の必要性について理解する

JSPICC:Japanese Society of Pediatric Intensive and Critical Care

1-00

第1章
トリアージの原則

JSPICC:Japanese Society of Pediatric Intensive and Critical Care

1-01

トリアージの定義

- "トリアージ"とは、患者がEDに到着した際に行われる、迅速な患者評価に基づく"選別"の過程である

- 経験と知識が保証された専従の医療従事者によってなされ、治療優先度の決定や、適切な治療場所の決定を行う

JSPICC:Japanese Society of Pediatric Intensive and Critical Care

1-02

トリアージの目的

- 生命を脅かす病態にある患者を迅速に見分ける
- 現在の問題の重症度と緊急性を評価決定する
- それに基づいて、適切な治療区域へ誘導する
- 診察を待っている患者の再評価を行う

JSPICC:Japanese Society of Pediatric Intensive and Critical Care

1-03

トリアージの利点

- 救急診療の流れを合理化する
- 病態悪化の危険性を減らす
- 医療従事者と患者との意思疎通の改善
- チームワーク促進
- 国内比較基準（ベンチマーク）の確立
- 社会への広報効果

JSPICC:Japanese Society of Pediatric Intensive and Critical Care

1-04

だれが"救急"患者か？

- 患者（家族）自身が緊急だと思った場合
- 患者は、必ずしも見た目ほど良くはない
- 患者は、必ずしも考えるほど悪くはない
- 子どもの保護者の見かけや態度だけで、小児患者のトリアージレベルを修飾してはいけない

JSPICC:Japanese Society of Pediatric Intensive and Critical Care

1-05

P-CTASの適応

- 出生から16歳までが目安
- 16歳以上の場合であっても、
  高度医療機器依存の患者は含む
  （例　小児期からの在宅人工呼吸管理患者）

JSPICC:Japanese Society of Pediatric Intensive and Critical Care

1-06

国内における普及と標準へ

- 小児救急患者評価の全国均質な改善
- トリアージ過程の正確性と信頼性の改善
- 国内比較基準（ベンチマーク）の確立
- 個人や各EDの評価指標

JSPICC:Japanese Society of Pediatric Intensive and Critical Care

1-07

トリアージ・ガイドラインの歴史

1994　Australia - National Triage Scale (NTS)
1995　Canada - CAEP Triage and Acuity Scale
1999　Canadian Triage and Acuity Scale; CTAS
　　　　（CAEPが中心となり作成）
2001　Pediatric CTAS (P-CTAS)
　　　　（CAEP, CPS などが中心となり作成）
　　　⇒ 北米の小児医療・看護領域の基準に
2006　日本への取り組みの開始
　　　　JSPICCがCAEPの許可を得て日本語化

JSPICC:Japanese Society of Pediatric Intensive and Critical Care

1-08

各種概念の理解

- 応答時間充足率
- 初期評価開始時間（＝看護師接触まで）
- 治療開始時間（＝医師接触まで）
- 予測入院率
- 非典型的な来院の状況

JSPICC:Japanese Society of Pediatric Intensive and Critical Care

1-09

応答時間充足率

- 救急システムの品質改善を念頭とした概念
- P-CTASガイドラインで期待される評価や治療までの応答時間の、各トリアージレベルにおける充足率の全体像を意味する
- 個々の患者における評価や、治療の遅れが適切か否かを扱うものではない

JSPICC:Japanese Society of Pediatric Intensive and Critical Care

1-10

初期評価開始時間

- 救急看護師による初期評価はトリアージの後に行われる。
- 初期評価開始時間は、患者が救急治療室に入ってから救急看護師が初期評価を開始するまでの時間として定義される。

JSPICC:Japanese Society of Pediatric Intensive and Critical Care

1-11

初期看護評価時間

- トリアージを受けた後、救急診察室内で次のステップである初期看護評価を受けるまでの時間

  - Level 1　　直ちに　　蘇生
  - Level 2　　15分　　　緊急
  - Level 3　　30分　　　準緊急
  - Level 4　　60分　　　準々緊急
  - Level 5　　120分　　非緊急

JSPICC:Japanese Society of Pediatric Intensive and Critical Care

1-12

治療開始時間

- トリアージを受けた後に、実際に医師の診察にもとづく治療が開始されるまでの時間
- 医師不在の現場や施設では、**医療的指示**、治療計画、遠隔連絡による標準的プロトコルの実施などにより、評価目標を達成する
- どの程度の診療内容までを実施するかは、各施設のおかれた状況に依存する

1-13

治療開始時間

- Level 1　　直ちに　　蘇生
- Level 2　　15分　　　緊急
- Level 3　　30分　　　準緊急
- Level 4　　60分　　　準々緊急
- Level 5　　120分　　 非緊急

1-14

システム全体としての利点

- 重篤な病態にある小児患者を迅速に見出すことができる
- 患者評価の改善、待ち時間や医療サービスの改善がえられる
- 患者や家族の満足度の改善
- 患者や家族と医療従事者間の意思疎通の改善
- 医療従事者の自主性の促進

2-00

第2章
小児のトリアージの流れ

2-01

**なぜ"小児"の
トリアージ・ガイドラインが必要か？**

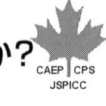

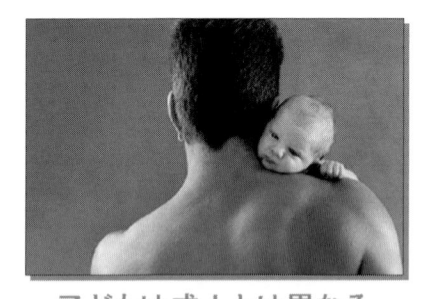

子どもは成人とは異なる

2-02

トリアージの利点

- 治療開始の必要性と優先度を決められる
- 適正な治療開始が遅れる危険性を減らす
- 医療資源の有効利用と、チームワーク促進
- 患者病態悪化の危険性を軽減できる
- 医療資源準備の適正な予測をたてられる

2-03

トリアージの利点

- 救急患者の診療の流れを合理化できる
- 医療従事者と患者の意思疎通の改善
- 迅速で正確な情報収集
- 患者再評価の予定設定
- チーム効率の向上
- 社会への広報効果

JSPICC:Japanese Society of Pediatric Intensive and Critical Care

2-04

小児患者のための
トリアージ変更はなぜか?

- P-CTASは小児患者に焦点をあてたもの
- 小児と成人が混在する現場での必要性に主要な焦点をあてている
- 小児救急患者は、より高い緊急性と、問題点の複雑さを孕んでいる
- どの年齢においても、5段階評価により適切に患者の緊急度を区分けできる

JSPICC:Japanese Society of Pediatric Intensive and Critical Care

2-05

P-CTAS に期待される成果

- トリアージ過程の信頼性の向上
- 全国的な評価基準の確立
- 救急施設の機能評価の指標

JSPICC:Japanese Society of Pediatric Intensive and Critical Care

☐ 2-06

トリアージ・ナースの役割

- "真っ先に"に患者評価を担当する
- 温かく、共感にあふれた態度で接する
- 患者を優先度に従ってトリアージする
- 現在の状態と治療の遅れについての説明する
- 待合室内の患者の再評価を行なう
- 救急患者の流れの改善を促進する

JSPICC:Japanese Society of Pediatric Intensive and Critical Care

☐ 2-07

トリアージ・ナースの役割

- 悲しみの渦中にいる家族を支える
- 初期対応（ファーストエイド）
- 治療プロトコル
- トリアージの記録
- 診察に至る前に帰宅した患者の記録
- 安全管理のモニター

JSPICC:Japanese Society of Pediatric Intensive and Critical Care

☐ 2-08

トリアージ・プロセス

- 正確なトリアージは、ED運営を効果的に実施する際の"鍵"である
- 効果的なトリアージは、トリアージ要員の知識、技術、そして態度に依存する

JSPICC:Japanese Society of Pediatric Intensive and Critical Care

2-09

トリアージ・プロセス

トリアージは、ED到着から
10分以内に完了するべきである

2-10

トリアージ過程

- 第一印象 - 見た目の印象
- 来院の理由と簡潔な病歴
- バイタルサイン、迅速な心肺機能評価
- トリアージ-緊急性の決定

2-11

Triage - 緊急性の決定

- 3〜4分以内に完了する
- 適切な治療優先度にトリアージする
- 治療と検査を開始する

☐ 2-12

トリアージと再評価

- 再評価の予定を決定する
- 経時的にトリアージの状態を再評価する

JSPICC:Japanese Society of Pediatric Intensive and Critical Care

☐ 2-13

第一印象：部屋に入るまでに…

- 第一印象
- 見た目での評価
- 救急隊員による事前評価
- **迅速な心肺機能評価**

第一印象 → 来院時症状 → バイタル

JSPICC:Japanese Society of Pediatric Intensive and Critical Care

☐ 2-14

第一印象：一般状態

一般状態　　呼吸状態
　　　△
　　循環状態

第一印象 → 来院時症状 → バイタル

JSPICC:Japanese Society of Pediatric Intensive and Critical Care

10. P-CTAS 教育資料

☐ 2-15

第一印象：呼吸状態

一般状態　　呼吸状態

循環状態

第一印象 → 来院時症状 → バイタル

JSPICC:Japanese Society of Pediatric Intensive and Critical Care

☐ 2-16

第一印象：循環状態

一般状態　　呼吸状態

循環状態

第一印象 → 来院時症状 → バイタル

JSPICC:Japanese Society of Pediatric Intensive and Critical Care

☐ 2-17

小児迅速心肺機能評価

- A - **A**irway　　（気道：呼吸状態）
- B - **B**reathing　（換気：呼吸状態）
- C - **C**irculation　（循環状態）
- D - **D**isability　（神経障害：一般状態）

JSPICC:Japanese Society of Pediatric Intensive and Critical Care

2-18

Airway（気道：呼吸状態）

- 好む体位や姿勢 （三脚位、臭い嗅ぎ位）
- 流涎（乳児期以後に見られる場合）
- 異常な気道音
- 吸気性喘鳴、呼気性喘鳴、呻吟
- 嚥下障害

2-19

Breathing（換気：呼吸状態）

- 多呼吸、徐呼吸、無呼吸
- 陥没呼吸、鼻翼呼吸
- 呼吸補助筋の使用
- 呼気の呻吟
- 呼吸音の低下
- 肺胞呼吸音
- 肺胞音、喘鳴、摩擦音

2-20

Circulation（循環状態）

- 頻脈、徐脈
- 皮膚色の変化
- 毛細血管再充満時間の遅延
- 低血圧
- 対応できていない出血

□ 2-21

Disability（神経障害：一般状態）

- 意識状態の変化
- 介護者の認識ができない
- 周囲への反応レベルの低下
- 感情反応（不安、無関心）
- 落ち着きのなさ
- 精神混乱
- 介護者があやしても応じない

□ 2-22

救急来院の理由

- "なぜ救急受診したか？"を知る
- 必ずしも主訴とは一致しない！
- 病歴聴取は、正確なトリアージ評価に必要な事実の聴取だけに限定する

第一印象 → 来院時症状 → バイタル

□ 2-23

来院状態の評価

- 特異的な臓器系統の問題
- 非特異的な徴候
- 疼痛

第一印象 → 来院時症状 → バイタル

2-24

トリアージでの病歴聴取手法

- 自由回答 vs 閉鎖回答形式（Yes, No）の質問
- 意思疎通できない障壁
- 非言語性のコミュニケーションの問題
- 視的観察、客観的手法
- 視覚、聴覚、臭覚、触覚
- 態度と共感

第一印象 → 来院時症状 → バイタル

JSPICC: Japanese Society of Pediatric Intensive and Critical Care

2-25

トリアージでの質問事項

発症日時
症状経過
持続期間
これまでの治療

第一印象 → 来院時症状 → バイタル

JSPICC: Japanese Society of Pediatric Intensive and Critical Care

2-26

トリアージでの質問事項

CIAMPEDS
- Chief complaint（主訴）
- Immunization（予防接種）
- Allergies（アレルギー）
- Medications（投薬）
- Past medical history and caregiver's perception
  （既往歴とそれに対する介護者の理解）
- Events surrounding the reason for visit
  （来院のきっかけ）
- Diet and diapers（経口摂取、便性）
- Symptoms associated with presentation（来院症状）

第一印象 → 来院時症状 → バイタル

JSPICC: Japanese Society of Pediatric Intensive and Critical Care

2-27

バイタル　迅速な心肺機能評価

- 一般状態、意識状態の評価
- 呼吸状態の評価：呼吸数と呼吸努力
- 循環状態の評価：心拍数と末梢循環
  （毛細血管再充満時間）

第一印象 → 来院時症状 → バイタル

JSPICC:Japanese Society of Pediatric Intensive and Critical Care

2-28

バイタルサイン

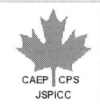

- すべての子どもで、一般状態、呼吸数と呼吸努力、心拍数、末梢循環が評価できるので、緊急に治療室に移動させる必要がない限り、トリアージ区域で記録する
- 子どもが泣いていないで、静かな時にバイタルサインをとる

第一印象 → 来院時症状 → バイタル

JSPICC:Japanese Society of Pediatric Intensive and Critical Care

2-29

緊急度評価におけるバイタル

- バイタルサインの正常範囲は、年齢、発達、成長に応じて異なる
- バイタルサインと一般状態は、ともにトリアージレベルの決定に考慮される

第一印象 → 来院時症状 → バイタル

JSPICC:Japanese Society of Pediatric Intensive and Critical Care

☐ 2-30

P-CTAS: バイタルサインと緊急度の決定

- レベル1： バイタルサインは2SDを凌駕
- レベル2： バイタルサインは1SDを凌駕
- レベル3： バイタルサインは1SD未満
- レベル4： 正常なバイタルサイン
- レベル5： 正常なバイタルサイン

第一印象 → 来院時症状 → バイタル

JSPICC: Japanese Society of Pediatric Intensive and Critical Care

☐ 2-31

小児の生理学的正常値

年齢	呼吸数			心拍数		
	レベル1 2SDの外	レベル2 1SDの外	レベル3 正常範囲外	レベル1 2SDの外	レベル2 1SDの外	レベル3 正常範囲外
Birth – 3 months	10-80	20-70	30-60	40-230	65-205	90-180
3-6 months	10-80	20-70	30-60	40-210	63-180	80-160
6 months-1 year	10-80	17-55	25-45	40-180	60-160	80-140
1 year-3 years	10-40	15-35	20-30	40-165	58-145	75-130
3-6 years	8-32	12-28	16-24	40-140	55-125	70-110
6-10 years	8-26	10-24	14-20	30-120	45-105	60-90
10-17 years	今後追加					

JSPICC: Japanese Society of Pediatric Intensive and Critical Care

☐ 2-32

バイタル　二次的評価

- 特異的なトリアージ評価が必要なことがある
- 体温
- パルスオキシメータ、SpO_2
- 疼痛
- 体重
- 血圧

第一印象 → 来院時症状 → バイタル

JSPICC: Japanese Society of Pediatric Intensive and Critical Care

2-33

トリアージと疼痛

- 激しい疼痛であっても、予後良好の疾患の過程であることもある（中耳炎）
- 頻脈、蒼白、発汗などの生理学的徴候は疼痛レベルの評価に有用である
- 患者の過去の痛み体験
- 疼痛スケールは年齢によっては信頼性が低い

JSPICC:Japanese Society of Pediatric Intensive and Critical Care

2-34

P-CTAS: 小児疼痛スケール

- "カナダ表情スケール" (Patrick McGrath)
- "痛みスケール"
- 色彩評価 (タイレノール)
- 数値評価

JSPICC:Japanese Society of Pediatric Intensive and Critical Care

2-35

トリアージ判断基準としての疼痛レベル

疼痛レベル	トリアージレベル
8 – 10 / 10	2
4 – 7 / 10	3
0 – 3 / 10	4

JSPICC:Japanese Society of Pediatric Intensive and Critical Care

3-00

第3章
ガイドライン区分の使い方

3-01

P-CTAS: 原則

- リストとしてあげたものは例示であって、全てを含んでいるわけではない
- 小児では、いくつかの状況の場合、同様なEDへの来院時症状や主訴であっても、様々な程度の緊急度や重症度を示す

3-02

P-CTAS: 原則

- 経験や直感は、オーバートリアージ「より重症に判断する」に使われて良い
- 経験や直感をアンダートリアージ「より軽症に判断する」に用いてはならない
- 重症だと感じたら、それはおそらく正しい

原則は、決して「より軽症に判断」してはならない

3-03

P-CTAS: 原則

- 最初のトリアージレベルの判断は残る
- 再評価の際では、患者は優先度の再評価が行われるのであって、再度トリアージが行われる訳ではない

3-04

レベル1：蘇生

生命や四肢の機能に差し迫った危機（あるいは危機に陥る）の恐れがあり、即座の積極的介入が必要な状況

- 看護評価までの時間：即座に
- 医療行為までの時間：即座に

3-05

P-CTAS: バイタルサインと緊急度決定

- レベル1（蘇生）
  正常値の2SDを超えるバイタルサインを呈する小児

3-06

P-CTAS: レベル 1

呼吸器

- 気道の虚脱
- 重度の呼吸窮迫
- 致死性な喘息発作重積
- 呼吸窮迫のある胸部外傷

JSPICC:Japanese Society of Pediatric Intensive and Critical Care

3-07

P-CTAS: レベル 1

神経学的／中枢神経系

- GCS 10点未満の重症頭部外傷
- 無反応
- 活動性痙攣

- 注: 意識障害のある患者は、全例で血糖値測定が必要

JSPICC:Japanese Society of Pediatric Intensive and Critical Care

3-08

P-CTAS: レベル 1

心血管／循環

- 心停止
- ショック
- 低血圧
- 大量出血

JSPICC:Japanese Society of Pediatric Intensive and Critical Care

3-09

P-CTAS: レベル 1

整形外科

- 多発外傷
- 四肢の外傷性切断
- 低体温

3-10

P-CTAS: レベル 1

皮膚

- 体表面積の 25%を超える熱傷
- 気道に問題がある場合

3-11

P-CTAS: レベル 1

消化器

- ショックを呈する貫通性あるい鈍的外傷
- 気道が保てない食道閉塞

3-12

P-CTAS: レベル1

泌尿生殖器／婦人科

- 性器出血 －バイタルサインが2SDを超える
- 妊娠 －第3期の出血
  －臍帯脱出
  －分娩がまさに切迫進行

3-13

P-CTAS: レベル1

耳鼻科

- 気道の虚脱

3-14

P-CTAS: レベル1

血液／免疫

- アナフィラキシー

3-15

P-CTAS: レベル 1

内分泌

- 糖尿病 – 意識レベルの低下
- 甲状腺発作
- アジソン病クライシス

3-16

P-CTAS: レベル 1

行動の変化

- 無反応
- 自他に危害を与えるリスクのある制御不能の危険な行動

3-17

P-CTAS: レベル 1

感染

- 敗血症性ショック

3-18

P-CTAS: レベル1

小児虐待

- 不安定な状況や軋轢がある場合

3-19

レベル2：緊急

- 生命や四肢の機能の危機の恐れがあり、緊急に医療介入や適切な行動が必要な状態
- 決定は症状や生理学的変化による

- 看護評価までの時間：直ちに
- プロトコルや医療行為までの時間：15分
- トリアージの再評価：15分

3-20

P-CTAS: バイタルサインと緊急度決定

- レベル2（緊急）
  正常値から1SDを外れるバイタルサインを呈する小児

3-21

P-CTAS: レベル2

呼吸器

- 著名な喘鳴
- 中等度の呼吸窮迫
- 重症喘息発作重積
- 呼吸窮迫のある異物誤嚥
- 毒物の誤嚥

3-22

P-CTAS: レベル2

神経／中枢神経系

- GCS 11－12の中等度頭部外傷
- 意識変容
- 突然発症の激しい頭痛
- 脳脊髄液－シャント機能不全
- 新たな神経学的所見発現

3-23

P-CTAS: レベル2

心血管／循環

- 頻脈(1 SDを越える)
- 重症脱水
- 制御不能の大出血

3-24

P-CTAS: レベル2

整形外科

- 指の外傷性切断
- 開放性骨折
- 神経血管損傷を伴う骨折
- 神経学的症候を伴う背部痛
- 永久歯脱臼

JSPICC:Japanese Society of Pediatric Intensive and Critical Care

3-25

P-CTAS: レベル2

皮膚

- 体表面積の10%を超え25%未満の熱傷
- 顔面や、手・足の化学的／電気的熱傷
- 紫斑／出血斑

JSPICC:Japanese Society of Pediatric Intensive and Critical Care

3-26

P-CTAS: レベル2

消化器

- 急性出血（吐・下血）
- 嘔吐／下痢のある腹痛（正常値の1 SDを越えるバイタルサイン）

JSPICC:Japanese Society of Pediatric Intensive and Critical Care

3-27

P-CTAS: レベル2

泌尿生殖器／婦人科
- 激しい精巣痛
- 妊娠第一期の急性腹部、骨盤痛 子宮外妊娠の疑い
- 妊娠中高血圧
- 尿閉 > 24 hours
- 不正性器出血 正常値の1 SD を越えるバイタルサイン
- 嵌頓包茎

3-28

P-CTAS: レベル2

耳鼻科

- 耳の切断
- 制御不能の鼻出血 正常値の 1 SD を越えるバイタルサイン
- 流涎や吸気性喘鳴のある咽頭痛
- 外傷後の嚥下困難、嗄声

3-29

P-CTAS: レベル2

眼科領域

- 貫通性損傷
- 眼球の感染
- 化学物質への暴露

3-30

P-CTAS: レベル2

血液／免疫

- 活動性出血のある出血傾向
- 好中球減少患児の発熱
- 鎌状赤血球症

3-31

P-CTAS: レベル2

行動の変化

- 生後7日未満の新生児
- 嗜眠傾向を呈する小児

3-32

P-CTAS: レベル2

内分泌

- 糖尿病　ケトアシドーシス
　　　　　低血糖

3-33

P-CTAS: レベル 2

精神科／精神衛生

- 毒物過量
- 自他への危害の高リスク
- 重度のうつ
- 暴力的行動

3-34

P-CTAS: レベル 2

感染

- 体温36℃以下 あるいは38℃以上の3ヶ月未満の乳児
- 中毒顔貌、重症感– 全年齢

3-35

P-CTAS: レベル 2

子どもの虐待

- 虐待のリスクが継続

3-36

レベル３：準緊急

- 緊急に介入が必要な重大な問題に発展する可能性がある状態。有意な不快感に関連したり、機能に影響する可能性がある

- 発症の状態や正常から余りかけ離れない生理学的指標を呈する

- 看護評価までの時間は30分
- 標準プロトコルに従った対処は30分
- トリアージレベル30分

3-37

P-CTAS: バイタルサインと緊急度決定

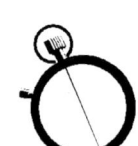

- レベル3（準緊急）
  年齢の正常範囲外のバイタルサイン

3-38

P-CTAS: レベル３

呼吸
- 軽度の喘鳴
- 軽度の呼吸窮迫
- 中程度の喘息
- 呼吸窮迫のない異物誤嚥
- 窮迫があり咳嗽が持続

☐ 3-39

P-CTAS: レベル 3

神経学的／中枢神経系

- 軽症頭部外傷
- GCS（14－15）
- 意識変容の病歴
- 4-7/10の頭痛
- シャント機能不全の可能性
- 痙攣の既往

☐ 3-40

P-CTAS: レベル 3

心血管／循環

- 年齢の正常上限以上の心拍数
- 脱水の兆候
- コントロールのつかない軽度出血

☐ 3-41

P-CTAS: レベル 3

筋骨格

- 神経血管損傷のある骨折
- きつすぎるギブス
- 発熱のある関節痛

3-42

P-CTAS: レベル 3

皮膚

- 体表面積10%未満の熱傷
- 凍傷
- 蜂窩織炎／発熱
- 複雑な切創

3-43

P-CTAS: レベル 3

消化器

- 遷延性あるいは胆汁性嘔吐
- 脱水のない2歳未満の急性嘔吐／下痢
- 右下腹部に限局する腹痛

3-44

P-CTAS: レベル 3

生殖泌尿器／婦人科

- 中程度の精巣痛／腫脹
- 鼠径部の腫瘤／疼痛
- 8－24時間排尿がない
- バイタルサインが正常な異常性器出血

3-45

P-CTAS: レベル 3

耳/鼻/咽頭

- 急性の鼻腔内異物
- コントロールされている鼻出血
- 嚥下困難のある扁桃膿疱
- 聴力の問題
- 来院時に活動性の出血がなく、バイタルサインが正常の口蓋、咽頭扁桃摘出後の出血

3-46

P-CTAS: レベル 3

目

- 視力の変化
- 眼窩周囲の感染

3-47

P-CTAS: レベル 3

血液／免疫

- 中程度のアレルギー反応

☐ 3-48

P-CTAS: レベル 3

精神科

- 自他に対する危害のリスクが中程度
- 騒がしい／精神的に窮迫している

☐ 3-49

P-CTAS: レベル 3

行動の変化

- 泣き止まない乳児
- 哺乳をうけつけない乳児
- 行動の変化や非典型的な行動のある小児

☐ 3-50

P-CTAS: レベル 3

感染

- 体温が38.5℃以上の生後3-36ヶ月児

3-51

P-CTAS: レベル3

こども虐待

- 身体的虐待
- 48時間以内の性的虐待
  引き続きのリスクがあればレベル2

3-52

レベル4：準々緊急

- 患者の年齢相応の問題窮迫、悪化の可能性や合併症が、介入や説明や説得により効果がある状況
- 対応は必要だが、生理的評価が正常である状況

- 看護評価までの時間：
  60分
- プロトコルや医療行為までの時間：
  60分
- トリアージの再評価：
  60分

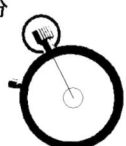

3-53

P-CTAS: バイタルサインと緊急度決定

- レベル4（準々緊急）あるいはレベル5（非緊急）

  更なる病歴聴取により決める
  バイタルサインは正常である必要

3-54

P-CTAS: レベル 4

呼吸

- 軽症喘息
- 窮迫症状の病歴がない異物誤嚥の可能性
- 呼吸症状のない軽症胸部外傷

3-55

P-CTAS: レベル 4

神経学的／中枢神経系

- 軽症 頭部外傷、軽度の頭痛(1-3/10)
- 嘔吐や意識変化がない
- 慢性頭痛 (4-7/10)

3-56

P-CTAS: レベル 4

心血管／循環

- 正常な心拍数
- 軽度の胸痛

3-57

P-CTAS: レベル 4

筋骨格

- 若木骨折
- 四肢の腫脹
- 捻挫・筋違い
- 肘内障

3-58

P-CTAS: レベル 4

皮膚

- 小さな熱傷
- 小さな凍傷
- 局所の蜂窩織炎
- 閉鎖が必要な単純な切創

3-59

P-CTAS: レベル 4

消化器

- 便秘／疼痛
- 脱水のない2歳以上の急性の嘔吐、下痢

3-60

P-CTAS: レベル4

泌尿器生殖器／婦人科

- 微細な／緊急でない陰嚢腫脹
- 尿路感染症の可能性

3-61

P-CTAS: レベル4

耳／鼻／咽頭

- 耳漏
- 耳痛 (0-3/10)

3-62

P-CTAS: レベル4

目

- 視力を損なう流涙、分泌物
- 角膜異物
- 角膜擦過傷

3-63

P-CTAS: レベル 4

血液／免疫

- 局所のアレルギー反応

3-64

P-CTAS: レベル 4

精神

- 自他への危害のリスクが低い
- うつ状態

3-65

P-CTAS: レベル 4

行動の変化

- 不機嫌 – なだめられる
- 非典型的な行動

3-66

P-CTAS: レベル4

感染

- 体温38.5℃以上の、36ヶ月以降の幼児
- 中毒顔貌や重症感がない

3-67

P-CTAS: レベル4

小児虐待

- 家族の暴力の兆候／既往

3-68

レベル5：非緊急

- 慢性の問題の一部や急性だが緊急性のない状態
- 病態に対する診断、介入は遅らせられるか、病院の他の部署に移動せてからでも良い
- 正常な生理状態で窮迫がないこと
- 看護評価までの時間: 120分
- プロトコルや医療行為までの時間: 120分
- トリアージの再評価: 120分

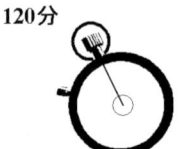

3-69

P-CTAS: バイタルサインと緊急度決定

- レベル4（準々緊急）またはレベル5（非緊急）
  更なる病歴により決める
  バイタルサインは正常であること

3-70

P-CTAS: レベル5

呼吸

- 呼吸器症状のない咳嗽
- 正常のバイタルサイン

3-71

P-CTAS: レベル5

心血管／循環

- 十分な水分摂取で、脱水がない
- 単回の嘔吐

☐ 3-72

P-CTAS: レベル 5

皮膚

- 表皮熱傷
- 擦過傷、挫創
- 局所の発疹
- 軽い虫刺症

☐ 3-73

P-CTAS: レベル 5

胃腸

- 痛みや脱水のない嘔吐あるいは下痢

☐ 3-74

P-CTAS: レベル 5

耳／鼻／咽頭

- 咽頭通
- 口腔痛
- 鼻閉
- 喉頭炎

☐ 3-75

P-CTAS: レベル5

目

- 結膜炎

JSPICC:Japanese Society of Pediatric Intensive and Critical Care

☐ 3-76

P-CTAS: レベル5

精神科

- 変化のない慢性症状
- 処方箋の更新

JSPICC:Japanese Society of Pediatric Intensive and Critical Care

4-00

第4章
トリアージ 実務

4-01

P-CTAS: 文化面の考慮

- 介護者の責任
- 家族と社会との関係
- 身体的差異 (蒙古斑、イチゴ状血管腫)
- 代替医療 (薬草)
- 文化的、伝統的な方法 (吸角法/コイン法)

現在の日本の都市部では余り問題にされませんが、トリアージ看護師は、病院のおかれた環境でよく見られる文化的、宗教的な医療的な慣習を知っておく必要があります。特に、こどもの虐待などの判断を考える場合に重要です。

トリアージ看護師がこうした背景を理解して、医学的な指導がきちんと徹底されることを確認しないと、帰宅してからの病状の悪化や場合によっては死亡にもつながりかねません。

トリアージ看護師はまた、年齢相応の問題も常識的に知っておくべきです（例えば、年少児が遊び回って作る下肢の青痣など）。

4-02

P-CTAS: 筋道が通った話か？

虐待
- 身体的
- 性的
- 情緒的
- 育児放棄

JSPICC:Japanese Society of Pediatric Intensive and Critical Care

定義
- ●身体的虐待：他人によってもたらされた身体的損傷
- ●性的：成人や年長児との性的な接触
- ●情緒的：いじめに代表される虐待
- ●育児放棄：食料、衣類、医療や教育など、基本的な必要を満たしてあげない、必要な環境を提供してあげない。

　トリアージ看護師は、離婚や別居、家庭内暴力などの結婚生活上の問題にも注意を払う。家庭内暴力が起こる家庭では、子どもだけでなく、成人にも問題が及ぶ場合が多い。
　トリアージ看護師は、虐待の可能性を頭にいれた、要領の良い病歴と患者評価を行う必要があります。

4-03

P-CTAS: トリアージの記録

- 評価の日時
- 署名
- 主訴／来院の状態
- 主観的病歴／CIAMPEDS
- 客観的観察
- 関連するバイタルサイン
- 疼痛スケール
- トリアージ及び緊急度のレベル

JSPICC:Japanese Society of Pediatric Intensive and Critical Care

4-04

小児救急看護病歴

CIAMPEDS
- **C**hief complaint（主訴）
- **I**mmunization（予防接種）
- **A**llergies（アレルギー）
- **M**edications（投薬）
- **P**ast medical history and caregiver's perception
  （既往歴とそれに対する介護者の理解）
- **E**vents surrounding the reason for visit
  （来院のきっかけ）
- **D**iet and diapers（経口摂取、便性）
- **S**ymptoms associated with presentation（症状）

JSPICC:Japanese Society of Pediatric Intensive and Critical Care

特に年少児では、トリアージレベル決定に際し時に、CIAMPEDSに基づいた完全な病歴聴取が必要になることがあります。

しっかりした態度と共感を持っての接し方が、トリアージ看護師には求められます。常に一貫した態度で患者と接し、物事を断定的に判断しないことが重要です。患児が特別な注意が必要な行動をとっている場合があります。先入観を持って患者の道徳的な判断をすることは、患者の重症度やトリアージレベルの判断を誤ることになりかねません。患者や家族の服装やみかけ、態度だけで判断すべきではありません。

子どもは重症度を正確に訴えられません。症状と、食事や遊びなど、日常生活行動の中での関連付けではじめて正確な評価が可能になります。

患者の付帯状況（例えば免疫抑制患者での発熱）によっては、患者の重大な問題を探るために、更なる追加の質問が必要になる場合があります。

4-05

P-CTAS：トリアージの記録（続き）

- 診断／初期治療／治療的介入と結果
- 救急での割り振り場所
- 再評価
- 紹介医への連絡
- 診察される前の帰宅かどうか

JSPICC:Japanese Society of Pediatric Intensive and Critical Care

4-06

P-CTAS: 法的な側面

- 秘守義務
- 同意・承諾
- 虐待/育児放棄
- 介護者の権利
- 情報の開示
- 診察される前の退院

JSPICC:Japanese Society of Pediatric Intensive and Critical Care

　トリアージスタッフは、医療を取りまく規則や法律を知っておく必要があります。例として
- 保健所に報告が必要な事項
- 警察や児童相談所に報告が必要な事項
- 同意書などの範囲や有効性など

5-00

第 5 章
トリアージのコツ

5-01

トリアージのコツ

体重測定が必要な症例は?

- ●全ての新生児
- ●以下にあてはまる全ての小児
  ―投薬が必要な小児
  ―体液・栄養喪失が著しく、輸液療法が必要な小児
- ●体重増加不良、体重減少のある小児

トリアージレベルで、Level I（蘇生）あるいは Level II（緊急）に区分される患児では、体重測定以外の方法で体重を推測することも許される（例えば蘇生テープの使用など）。

☐ 5-02

トリアージのコツ

血圧測定が必要な症例は?

JSPICC:Japanese Society of Pediatric Intensive and Critical Care

　正確にトリアージレベルを判断するのに必要でないかぎり、トリアージの段階で血圧は測定しなくてよい。
　以下の場合は、血圧測定は必須である
　●先天性心疾患、高血圧症が知られている場合
　●直近で体液喪失あるいは出血の病歴がある場合
　●頭部外傷あるいは意識障害がある場合
　●腎、副腎障害がある場合
　●妊娠している場合

☐ 5-03

トリアージのコツ

酸素飽和度測定が必要な症例は?

JSPICC:Japanese Society of Pediatric Intensive and Critical Care

酸素飽和度測定に際しては、地域の物理的な特性（高度）や正しい測定法を考慮します。
　常に100%を示すことが求められるわけではありません。
　また、100%であっても、問題がないとは言えません。（CO中毒、高炭酸ガス血症、酸素投与中の患者）
　体動や測定誤差の可能性を常に頭に入れておきます。
　以下の患者では測定が必要です
　　●呼吸努力があったり呼吸状態が異常な場合
　　●意識障害などで呼吸が抑制されている患者
　　●先天性心疾患がある患者
※P41 注参照

5-04

トリアージのコツ

隔離が必要な症例は?

JSPICC:Japanese Society of Pediatric Intensive and Critical Care

●生後28日以内の新生児
●免疫抑制された小児
●水痘感染の有無にかかわらず、丘疹状、小胞状の発疹のある患者
●溢血斑、紫斑と発熱を伴う患者
●咳き込み発作のある患者
●疥癬、シラミ、膿痂疹、麻疹である、または疑われる症例

☐ 5-05

> **トリアージのコツ**
>
> 体温測定が必要な症例は?
>
> JSPICC:Japanese Society of Pediatric Intensive and Critical Care

トリアージ区域で体温を測定すべき場合は以下の通りです。
- 発熱が主症状の場合
- トリアージレベルで Level I（蘇生）あるいは Level II（緊急）に区分される患児ではなく、体温測定でより重大な情報が得られる場合
- 生後 12 ヶ月以下にの乳児
- 免疫抑制された小児
- その他の患者では、体温測定は治療区域に移ってからの測定まで待ちます

注：敗血症の場合、様々な症状、症候で来院します。

☐ 5-06

> **トリアージのコツ**
>
> 診察が終わる前に帰ろうとする介護者にどう対応するか?
>
> JSPICC:Japanese Society of Pediatric Intensive and Critical Care

これは、患者の訴え、年齢、基礎病態、トリアージ看護師による介護者の知識レベルと介護力の判断によります。

　生来健康の小児の耳痛患者が、トリアージで鎮痛薬を投与した後に寝入ってしまった場合、帰宅してかかりつけ医の治療を受けることで、大方大丈夫だといえます。この場合、トリアージスタッフは、患者が住む近所の診療所や急病センターなどを介護者に伝える権限を持たされるべきです。
　不機嫌な乳児の場合、もっと重篤な病態がある可能性があります。介護者には、呉々も順番が来るまで待つように説得します。それでも、どうしても帰宅しようとする場合、トリアージスタッフは再度評価を行い、「医療的忠告に反して帰宅」する旨の書面に署名して貰います。
　重篤な問題が起こる可能性がある場合（例えば白血病で発熱）、少なくとも医師と話しをするまでは待つ様に強く説得します。
　どの施設でも、どういう状態なら児童相談所に通報するかの手順を決めておくべきです。

☐ 5-07

トリアージのコツ

虐待や育児放棄の疑いのある患児を、待合室で待たせるべきか？

JSPICC:Japanese Society of Pediatric Intensive and Critical Care

　虐待の恐れのある患者にとって、医療スタッフや他の患者の目のある待合室はおそらく最も安全な場所だと思います。
介護者あるいは患者が、明らかに混乱したり手がつけられない状態の場合、Level II にトリアージして、看護師を貼り付ける必要があります。
　待合室は、トリアージ区域からもまた警備要員からも観察できる場所であるべきです。
　安全でない状況とは
　●トリアージの時点で介護者が子どもを手荒く扱っている
　●介護者が錯乱している
　●子どもが暴れていて、手がつけられない

6-00

第 6 章
症例研究

6-01

症例研究 — はじめに

- ここに示す症例は、救急医療に従事する医師や看護師の経験に基づいて作成されたものです

- 実際の症例を組み合わせて作ってあります

- 救急部門に来院、あるいは搬送された患者・家族に共通した問題を網羅しました

6-02

症例研究 — はじめに（続き）

- P-CTASポスター、バイタルサイン表、P-CTAS ガイドラインを用いて検討します
- 正しいトリアージ判断には、見かけや第一印象がとても重要であることを忘れないでください
- 患児が具合悪そうに見える場合は、おそらく病気があると考えます
- 疑いがある場合には、トリアージのレベルを上げます
- トリアージ要員の仕事は、その患児が「緊急に」看護師や医師の患者評価が必要か否かの判断をすることです
- 診断を確定したり予後を判定することでははありません
- 救急部門の忙しさや病床利用状況が、トリアージレベル判断に影響してはいけません

6-03

症例 1

- 15才男児　自転車に乗っていて自動車に衝突され転落
- 救急車で来院時、痛みでしかめ顔をしていた
- 本人曰く、意識喪失、頭痛、頚部痛はない
- 主に左上腹部に強い痛み(8/10)を訴える
- バイタル：RR 18/minで安定
- P 110/min、GCS 15
- 骨折はない

6-04

症例 2

- コインを飲み込んだ2才女児のトリアージ
- 患児評価中に嘔吐、時々強い嘔気を示す
- 努力呼吸や喘鳴はない
- 胸部聴診では清明で、バイタルに異常なし

6-05

症例 3

- 17才男児　陸上競技練習中に倒れて痙攣していたとのこと
- トリアージの時点で、意識は清明で、見当識もある
- バイタル：RR 22/min、P 62/min
- 一週間前にも同じ事があったとのこと
- 痙攣の既往がある.

10. P-CTAS 教育資料

☐ 6-06

症例 4

- 13 才の糖尿病の男児が ED に来院
- 疲れていて、具合が悪そう
- バイタル: 呼吸は速く深く24/min
  P 108/min、GCS 15
- 血糖値 30 mmol/L (540 mg/dl)
- 顔面は紅潮し、吐く息にアセトン臭あり

☐ 6-07

症例 5

- 母親が 3 ヶ月の乳児を抱いて来院
- 母親によると、昨晩から乳児は吐き続けており、哺乳を受けつけず、元気がない
- 呼吸は速く、脈拍も良く触れない
- 患児は母親の腕に抱かれ、蒼白でぐったりしている

☐ 6-08

症例 6

- 蜂に刺された14 才男児
- ED に搬送される前に救急隊員によりエピネフリン (1mg/ml) 0.3mg 皮下注
- アレルギー反応に対しベネトリン吸入が行われていた
- トリアージ時、この男児は呼吸困難を呈していた
- 蕁麻疹、顔面腫脹がある

☐ 6-09

症例 7

- 扁桃腺摘出術後7日目の6才男児
- 出血で来院
- トリアージ時、膿盆に血を吐きだしている
- 顔面は蒼白
- バイタル: RR 28/min、P 130/min

☐ 6-10

症例 8

- 母親と一緒の18ヶ月の幼児
- この2日間、発熱、嘔吐、下痢がある
- 昨晩の時間外診療で、タイレノールと経口水分をとり続けるように言われた
- 今朝子どもが、「具合がわるそう」にみえると母親
- 昨晩から排尿なし
- バイタル: RR 35/min、P 150/min
  鼓膜温で T 39.4℃

☐ 6-11

症例 9

- 9才女児
- この10時間 右の耳痛を訴えている
- 家でタイレノールを飲み、少し痛みが和らいだとのこと
- 現在は痛み (7/10) で涙ぐんでいる
- バイタル: RR 16/min、P 80/min
  鼓膜温 T 37.9℃

10. P-CTAS 教育資料

☐ 6-12

症例 10

- 16才男児
- フットボールのコーチに連れられて来院
- コーチによると、この男児は、練習中に腹部にタックルを受け、今は強い腹部痛があるとのこと
- 顔面は蒼白で、汗をかいている
- バイタル: RR 22/min、P 124/min

☐ 6-13

症例 11

- 6才女児が教師に連れられて来院
- 教師によると、この女児は校庭で転倒し、すべり台の横に打ちつけたとのこと
- 顔面に乾いた血が付き、女児は泣いている
- 右前腕が変形し、副え木で固定されている
- 左眼上に 4 cm の裂傷がある
- バイタル: RR 18/min、P 110/min
  GCS 15

☐ 6-14

症例 12

- 母親が 1 才児を連れてきた
- 20分前におしめ交換台から落ちた
- 患児は、機嫌良く、哺乳瓶をくわえて飲んでいる
- 診察すると、左側頭部に発赤がある

125

6-15

症例13

- 2ヶ月の乳児が母親に抱きかかえられ来院
- 高熱が2日間続き、タイレノールで熱は少しおさまった
- この男児は昨日から不機嫌、今日は哺乳力なく、ぐったりしている
- 見るからに具合悪そうであり、ぐったりしていて 眼を合わせない
- バイタル: RR 36/min、P 205/min

6-16

症例14

- 3才女児
- 家の中で走っていて、つまずいて転び後頭部を打撲
- 意識喪失や明らかな外傷はない
- 意識清明、活発で機嫌も良い
- 母親も気にしていて、あせって救急車を呼んでしまったと思っている
- バイタルや GCS は正常

6-17

症例15

- 4才女児が母親に連れられて来院
- 全身蕁麻疹で覆われている
- ゼーゼーと息をしており、明らかな喘鳴がある
- 不安でやや興奮している
- チアノーゼがあり皮膚は青白い
- 母親によると、蕁麻疹が出る前にピーナッツ入りのクッキーを食べたとのこと

6-18

症例 16

- 16 才女児
- 両手首に自傷創がある
- 一緒に来ている教師によると、学校のトイレの床に座っていたとのこと
- 患児とはアイコンタクトがとれない
- 協力的ではあるが、反応は遅い
- 彼女は、「もうやって行けない」と言っている
- 薬剤の服用は否定している
- バイタル: RR 18/min、P 72/min

6-19

症例 17

- ホットドッグが喉に詰まった子どもがいるとのことで、救急隊が呼ばれた
- 4 才男児
- 刺激に対し反応がなく、無呼吸、皮膚蒼白
- ホットドッグは取り除かれ、100%酸素で用手換気されている
- 反応はない

6-20

症例 18

- 16 才女児
- 前席に座っていた乗用車が木に衝突した
- 救出されるまで45分間車内に閉じこめられた
- 運転手は即死
- 患者は頭痛と寒気を訴えている
- 意識喪失は否定したが、当初やや混乱していた
- バイタル: RR 14/min、P 100/min、GCS 14
- 全身が固定され100%酸素が投与されている

☐ 6-21

症例19

- 母親が、3才の息子が1日高熱(39°C)があるとのことで、救急車を要請
- この男児は白血病があり、化学療法中
- 最近の治療は7日前
- 頬が紅潮しているが、他に問題ないように見える
- バイタル: RR 20/min、P 120/min

☐ 6-22

症例20

- 7才 男児
- アレルギー反応で来院
- 母によると、昨日中耳炎でアモキシシリン(ペニシリン系抗生物質)が処方された
- トリアージで、意識清明、元気
- 腹部に発疹が少しある
- バイタル: RR 16/min 整、P 90/min

☐ 6-23

症例21

- 12才男児 30分前にジャングルジムから転落
- 男児は背部痛、頸部痛、意識喪失を否定
- 嘔気、嘔吐なし
- 左眼上の発赤が唯一の症状
- バイタル: RR 16/min、P 80/min

6-24

症例22

- ある家の3ヶ月の乳児の呼吸が止まったと救急隊が呼ばれた
- 何の処置も要さなかった
- 救急隊到着時、乳児は乳嘴を吸っており、元気で、問題なさそうにみえた
- 母親によると、眠ると無呼吸アラームが良く鳴るとのこと

6-25

症例23

- 13才の娘がアチバン(ロラゼパム)を3-4錠服用したと、母親に伴われて来院
- 女児は静かで、質問に全く答えない
- 無関心な表情、青白い顔、アルコール臭
- バイタル: RR 16/min、P 78/min
  GCS 14

6-26

症例24

- 自転車に乗っていた8才男児が車にはねられた
- 救急隊が、男児の左下肢の膨隆と変形に気づく
- 足の循環時間は5秒と遷延
- バイタル: RR 20/min、P 110/min
  GCS 15
- 意識清明、顔面蒼白、左下肢は固定

☐ 6-27

症例25

- 5才女児が救急車で到着
- この1時間痙攣（強直性・間代性）持続中
- 痙攣性疾患を有することが知られている
- 家でアチバン（ロラゼパム）坐薬が使われたが効果はなかった

JSPICC:Japanese Society of Pediatric Intensive and Critical Care

☐ 6-28

症例26

- 自転車転倒事故の15才男児が、母親と来院
- 男児は意識喪失、頭痛、頚部痛を否定
- 左上腹部に強い痛みを訴えている
- 不快感と痛みに顔を歪めている
- バイタル: RR 18/min 荒々しい。P 110/min
- 注:今入院させるベッドがないといわれている

JSPICC:Japanese Society of Pediatric Intensive and Critical Care

☐ 6-29

症例27

- 17才男児
- 右足首の痛みを訴えている
- 2日前バスケットの練習中に痛めた
- 患部を挙上し、冷やした。
- イブプロフェンを服用したが効き目はない
- 今日も、痛みと腫脹が持続し、体重を支えられない

JSPICC:Japanese Society of Pediatric Intensive and Critical Care

6-30

症例28

- 12才男児 昨日来の腹部痛
- 「痛みの様な感じ」は、夜間から始まり、今では右下腹部にある
- 今は真っ直ぐに立てない
- 顔面は青白く、吐気がある
- バイタル: RR 16/min、P 100/min T 38℃
- 痛みスコアは 6/10

6-31

症例29

- 16才女児が咳を主訴に来院
- 普段は別の町に住んでいて、今日は薬を持って来ていない
- 吸入薬の処方が欲しい
- 喘鳴はない
- バイタル: RR 15/min、P 76/min SpO_2 98%.

6-32

症例30

- 3才 女児
- 1時間前に、祖母のジギタリス剤を飲み込んだが、摂取量は不明
- 中毒センターに電話をし、近くのEDに連れて行くように言われた
- 意識は清明だが、嘔気があり一度嘔吐
- バイタル: RR 16/min、P 100/min

6-33

症例 31

- 2才 男児 呼吸困難
- 02：00 両親がEDに連れてきた
- 犬吠様咳嗽
- 著名な喘鳴と努力呼吸
- バイタル: RR 30/min、P 134/min SpO2 91%

6-34

症例 32

- 2才男児が母親に連れられて来院
- 出生時の脳室内出血による重度の精神発達遅滞がある
- VPシャントが設置されている
- この24時間、不機嫌、嘔吐、啼泣が続いている
- 普段の活動レベルよりも低く、いつものあやし方では泣き止まない

6-35

症例 33

- 9才女児
- 自転車で転倒、父親が連れてきた。
- 下唇に裂傷あり、右上切歯が欠落
- ハンカチで唇を押さえているが出血はない
- 父親が抜け落ちた歯をティッシュに包んで持参
- 予防接種は全て受けている
- 意識清明、泣いている
- 転倒を目撃した父によると直ぐに泣き、意識喪失など異常行動はなかった

10. P-CTAS 教育資料

□ 6-36

症例 34

- ジャングルジムから転落した5才男児
- 救急隊により搬送
- 疼痛(7/10)で泣いており、肘に変形がある
- 橈骨動脈の脈拍触知不能
- 肘を伸展できない

JSPICC:Japanese Society of Pediatric Intensive and Critical Care

□ 6-37

症例 35

- 11才 男児が母に連れられ来院
- 左睾丸の疼痛と腫脹
- 男児によると、昼食時に痛みはじめ
- 痛みは進行して強くなっている
- 疼痛から泣いていて、歩くのも困難
- バイタルは正常

JSPICC:Japanese Society of Pediatric Intensive and Critical Care

□ 6-38

症例 36

- 7才女児
- 夜間からはじまった耳痛で来院
- 母親は、タイレノールを与えた
- ずっと泣いていて一睡もしていない
- 来院時涙ぐんでおり、疲れた表情、痛みがある
- バイタル: RR 18/min、P 92/min、BP 104/52 T 37.9°C

JSPICC:Japanese Society of Pediatric Intensive and Critical Care

☐ 6-39

症例 37

- 3才の男児が、毛布に包まれ母に抱かれて来院
- 母によると、2日間ほど熱があり、いつも左耳を引っ張っている。
- なかなか飲まないし、飲まそうとすると不機嫌
- 起こしたり、頭を動かそうとすると泣いたり不機嫌になる
- 脈は速く、触ると身体が熱く感じる

JSPICC:Japanese Society of Pediatric Intensive and Critical Care

☐ 6-40

症例 38

- 3才半の男児が母親に付き添われて救急車来院
- 頭部が包帯で巻かれているが、出血はなさそう
- 座りたがらないし、母親にも近寄らない
- 母によると、走っていて、開いていた食器棚に頭をぶつけたとのこと
- 結構な出血があったという
- トリアージ看護師は、眉毛の部分に3 cm程の切り傷をみつけたが、今は出血していない
- 予防接種は全て順調に行われており、呼吸数、心拍数は正常

JSPICC:Japanese Society of Pediatric Intensive and Critical Care

☐ 6-41

症例 39

- 10才男児 が頭痛と腹痛でトリアージに来ている
- 男児は、顔面蒼白で興奮しており、吐気があり、泣いている
- 母によると、喘息があり、鎌状赤血球症の治療を受けているとのこと
- バイタル: RR 24/min、P 96/min T 37℃

JSPICC:Japanese Society of Pediatric Intensive and Critical Care

6-42

症例40

- 学校のカウンセラーを伴なった14才男児が警察によりEDに連れて来られた
- 大声を上げ、暴言を吐き、興奮している
- 暴れており、身体的に束縛がなされている
- 既に両親には連絡がついている
- カウンセラーによると、過去にも行動に問題があったとのこと

JSPICC:Japanese Society of Pediatric Intensive and Critical Care

6-43

症例41

- 4才の男児が、母親に連れられてEDに来た
- 母親によると、両目が赤く、ずっと目をこすっているとのこと
- トリアージ看護師がみると、両結膜が発赤し、水様分泌物がある
- 男の子は、朝起きたら目が赤かったとのこと
- その子は元気で、特に具合がわるそうでもない

JSPICC:Japanese Society of Pediatric Intensive and Critical Care

6-44

症例42

- 父親に連れてこられた3才の男児
- 鼻汁が垂れ続け、異臭がするとのこと
- 父親は、息子の鼻の中に何かが「詰まって」しまっていると思っている
- それ以外は全く健康で、飲み食いは問題ない
- 顔が赤いので熱があるかもしれないと父親は言う
- 体温を測ると37.9℃
- それ以外は全く元気で活発

JSPICC:Japanese Society of Pediatric Intensive and Critical Care

☐ 6-45

症例 43

- 5才 女児が鼻出血とのことで母親と来院
- 娘が大量の出血をしたのだと、母親は大いに心配している
- 女児の意識も清明で、鼻にタオルをあてている
- タオルから少し血液がにじみ出ている
- バイタル: RR 22/min、P 82/min、T 37℃

☐ 6-46

症例 44

- 自動車に衝突された18ヶ月女児が、救急車で搬入された
- 固定板に正しく固定され、酸素が投与されている
- 衝突時、車の横のドアに打ち付けた
- 痛み刺激には反応、見かけは蒼白であるが、四肢全てを動かすことができる
- 口角部分に出血がみられる
- バイタル: RR 44/min 浅、胸部心拍 190/min
- 毛細血管再充満時間 4 秒、GCS 9

☐ 6-47

症例 45

- 14ヶ月 の幼児が、母親と共に救急車で来院
- 自宅の浴槽で、うつ伏せ状態で浮いていた
- 発見時は無反応だったが、今は傾眠傾向
- バイタル: RR 44/min、浅
- 皮膚色は蒼白
- 四肢全てを動かしている

☐ 6-48

症例 46

- 父親が、2才 女児が地下室の階段から転落したと、EDに連れてきた
- 女児の右大腿部が腫脹、変形している
- 足背部の脈は良く触れる
- 皮膚色は蒼白で、毛細血管再充満時間は3秒
- 胸の右側に沿って擦過傷がみられる
- バイタル: RR 35/min 浅, P 130/min

JSPICC:Japanese Society of Pediatric Intensive and Critical Care

☐ 6-49

症例 47

- 3ヶ月の乳児が、おしめ交換台でころがり転落したと、両親が連れてきた
- 父によると、絨毯の上に転落したが、すぐに泣いたとのこと
- 病院への途中で、痙攣があった
- ED到着時、乳児は傾眠傾向

JSPICC:Japanese Society of Pediatric Intensive and Critical Care

☐ 6-50

症例 48

- 5ヶ月女児が、父親に付き添われて救急車で来院
- 家で飼っている犬に襲われ、床に横たわっていたところを発見されたとのこと
- 顔の左半分の皮膚が、弁状に剥ぎ取られている
- 左耳の一部が咬みちぎられ、頸部には咬傷と腫脹がみられる
- 元気に泣いていて全身を動かしている

JSPICC:Japanese Society of Pediatric Intensive and Critical Care

☐ 6-51

症例49

- 救急車が頸部、胸部、上腹部、両腕の部分熱傷「II度」の3才男児を搬入してきた
- 介護者によると、テーブル上に熱湯の入ったコーヒーカップをひっくり返したとのこと
- 元気で泣き続けている

☐ 6-52

症例50

- 2才児が母親に連れられて来院
- 呼吸困難と喘鳴がある
- 母親によると、半年前に同じ事があった
- 皮膚色蒼白、呼吸数は多く、鼻翼呼吸、肋間陥没を伴う努力呼吸をしている
- バイタル: RR 38/min、P 130/min、T 37℃
- 毛細血管再充満時間は2秒

☐ 6-53

症例51

- 母親に連れられた4才女児
- 母親によると、この1日半ほど微熱が続き、おとなしく、食事をせず、いつもより眠っている時間が長い
- 今朝から胸部、背部、腹部、頭皮部に発疹
- バイタル: RR 24/min、P 88/min、T 37.6℃
- 意識は清明だがおとなしい
- 水疱性の発疹がある

6-54

症例 52

- 父親に連れられた 9 才 男児
- トリアージ看護師は、右前腕の発赤と腫脹部分に気づく
- デイキャンプの帰りを迎えに行った時に、父親が腫脹に気づいた
- 男児は元気良く、体温は 37℃
- 右前腕を触れると熱い
- 右前腕を掻いている

JSPICC:Japanese Society of Pediatric Intensive and Critical Care

6-55

症例 53

- 生後 2 週の乳児が母親に抱かれて来院した
- 母親によると、乳児はこの 3 日間殆どねむらず、今度は哺乳もしなくなった
- 乳児は機嫌は悪いが、身体を揺するだけで落ち着く
- 在胎 36 週で生まれ病院には 5 日間入院していた
- 完全な母乳栄養である
- 便は黄色で軟便、おしめは湿っている
- 意識状態は良く、筋緊張も正常、大泉門は平ら
- バイタル: RR 50/min、P 160/min
  毛細血管再充満時間 2 秒未満

JSPICC:Japanese Society of Pediatric Intensive and Critical Care

6-56

症例 54

- 母親が 2 才 男児を連れてきた
- 喘鳴と呼吸困難がある
- 約 4 ヶ月前にも、同様の発作
- 男児は、蒼白いが、意識は清明、お話ができる
- 呼吸が速く努力様
- 鼻翼呼吸、肋間、季肋部陥没呼吸
- バイタル: RR 44/min、P 136/min
  毛細血管再充満時間 2 秒未満

JSPICC:Japanese Society of Pediatric Intensive and Critical Care

6-57

症例 55

- 母親が連れてきた3ヶ月の乳児
- 母親は、この女児がずっと眠たがっており、起きても不機嫌、そして余り哺乳しようとしないことを気にしている
- 泣くと、「灰白色」になる
- 到着時、皮膚色は蒼白で、眠っている
- バイタル: RR 70/min、P 178/min

6-58

症例 56

- 1才男児が父親に連れられてきた
- この5日ほど具合が悪く、発熱もある
- 抗生物質が4日間投与されたが、改善がない
- 胸部、背部に発疹があり、両足がやや腫脹
- この2日は不機嫌で、哺乳を受け付けない
- 具合が悪そうで、目、口腔粘膜、口唇に紅斑
- バイタル: RR 40/min、P 140/min、T 40°C

6-59

症例 57

- 9ヶ月の乳児が救急隊に搬送されてきた
- 気管挿管されていて、意識はない
- おしめ交換台から絨毯の床に転落し、家で痙攣のエピソードがあった
- ED到着時、乳児は刺激に反応なし、皮膚蒼白
- 救急隊によると、無呼吸もあった
- バイタル: RR 30/min、P 70/min
  毛細血管再充満時間2秒未満
- 乳児のパジャマには乾いた吐物がついている
- 左下顎骨部に青痣がある

6-60

症例 58

- 母親が 6 才 男児をトリアージに連れてきた
- 右目を子どもに突かれ、目にまだ何かが残っているかも知れない
- 来院時、男児は意識清明で反応あり
- 右目が少し腫れていて、涙が出ている
- 男児が、光が痛いと母親が右目にティッシューペーパーを被せている
- トリアージ看護師が見た限り、異物はなく、視力は正常、瞳孔も中央に位置し、整、対応反射あり

JSPICC:Japanese Society of Pediatric Intensive and Critical Care

6-61

症例 59

- 母親が 4 才の女児を ED に連れてきた
- この一日半、排尿しようとする毎に泣く
- 元気で、よく遊び、周囲とのコンタクトも問題ない
- バイタル: RR 22/min、P 80/min、T 37.2°C
- 毛細血管再充満時間 2秒未満

JSPICC:Japanese Society of Pediatric Intensive and Critical Care

6-62

症例 60

- 父親が 4 才 女児を連れてきた
- 傾眠傾向があるとのこと
- 父親によると、悪い喘息の既往があるとのこと
- デイケアから帰って呼吸困難があり、吸入を2回行った
- 今は喘鳴はなく、呼吸もゆっくりとなった
- 皮膚色はとても蒼白で、呼吸はゆっくりで浅い
- バイタル：P 54/min で、触知が困難

JSPICC:Japanese Society of Pediatric Intensive and Critical Care

6-63

症例 61

- 父親が8ヶ月の乳児を連れてきた
- 嘔吐と下痢が3日間続き、今では哺乳意欲もない
- 男児は、周囲に全く関心を示さない
- 呼吸は速くて浅い
- 皮膚は冷たく、まだら状
- 粘膜は乾燥

6-64

症例 62

- 7才男児 が父親に連れられて来院
- この3日ほど咳があった
- 今では鼻づまりがあり、T 37.6℃
- 男児は4才の時に筋ジストロフィと診断される
- 具合が悪くなると、直ぐに抗生物質開始
- バイタル: RR 速く、不規則で浅い　P 120/min
  　　　　　毛細血管再充満時間2 秒以上

6-65

症例 63

- 2ヶ月 女児が母親に連れられて来た
- 女児の口内に斑点がある
- 良く飲むものの、不機嫌であるとのこと
- 女児は元気は良く、活発である
- 舌に白い斑点があり、口腔粘膜は紅潮している
- バイタル: RR 32/minで正常, P 124/min
- 毛細血管再充満時間　2 秒未満

6-66

症例 64

- 母親が 3 才 男児を ED に連れてきた
- 息子をお風呂にいれている際に、陰茎が腫脹し、包皮が引き込まれているのに、気づいた
- 洗おうとすると、痛がり触らせなくなった
- 腫脹は一段とすすみ、痛みがある
- 男児は落ち着きを失い、母親にしがみついている
- バイタル: RR 30/min、P 128/min

6-67

症例 65

- 10 才男児 がスケートボード中に転落し、右前腕痛があるとEDに連れてこられた
- 右前腕中部に痛みを伴う腫脹はあるが、変形はない
- 右腕の循環、感覚、運動機能は正常
- 母親によると、男児はいつもと変わらない
- 診察すると、他に異常はなく、呼吸も安静
- バイタル: RR 24/min、P 90/min

6-68

症例 66

- 12 才女児が学校のカウンセラーに伴われてEDにやってきた
- カウンセラーによると、女児は先週自宅で子守役にいたずらをされたとの訴え
- 既に、警察、児童相談所、両親に告知されている
- ED到着時、女児は静かにしており、カウンセラーを介して質問にも答えた
- 彼女は、怖いので、毎日母が迎えに来るまで学校に残りたいと言う
- バイタル: RR 22/min、P 88/min、T 37°C

☐ 6-69

症例 67

- 8才女児が母親に連れられてEDに来た
- 左の第4, 第5指を自動車のドアに挟まれた
- 来院時、ブルブル震えながら泣いており、誰にもその手に触れさせない
- 手に巻かれた台所タオルには相当量の血が滲んでいる
- 呼吸は速く、顔は紅潮している
- 母は、第5指は切断されたと思っている

JSPICC:Japanese Society of Pediatric Intensive and Critical Care

☐ 6-70

症例 68

- 母親が2才 女児をEDに連れてきた
- 今朝、年長の従兄弟と遊んで以来、右手を使っていない
- 腕に変形はなく、毛細血管再充満時間は2秒以内
- 手を診察しようとすると泣く

JSPICC:Japanese Society of Pediatric Intensive and Critical Care

☐ 6-71

症例 69

- 14才男児が両足にある、見苦しい病変が気になり来院
- 確かに、足蹠部に黒い点々のある1 cm 程の角化域が存在する

JSPICC:Japanese Society of Pediatric Intensive and Critical Care

6-72

症例 70

- 6才の児童が、頭皮の著しい掻痒感を主訴に母親に連れられて来院
- 母親によると、最近学校から、虱注意の知らせが来ているとのこと

6-73

症例 71

- 18ヶ月 男児が、3日間続く下痢と嘔吐で来院
- 母親は、今日はいつもより元気がなく、食欲も無いと心配している
- バイタル: RR 28/min、P 140/min

6-74

症例 72

- 6才男児 この1日の嘔吐と下痢で来院
- ED到着時、少量の嘔吐があった
- 意識清明で、よく喋っている
- バイタル: RR 24/min、P 110/min
  T 37.9℃

6-75

症例73

- 父親に連れられ、12才男児が、夜半に中等度の歯痛(7/10)で来院
- かかりつけの歯科医に、夕方診てもらえなかった
- バイタル: RR 20/min、P 100/min

6-76

症例74

- 1才 乳児が、口の周りの発疹が悪化したとして、EDを受診
- 下唇の下の部分に、黄色い「かさぶた」様の病変
- 母によると、他に病変はないとのこと
- バイタル: RR 40/min、P 120/min T 37.9℃

6-77

症例75

- 15才女児が、下腹部痛と、性器出血で来院
- 丁度月経が始まったところ
- この1年、月経は不規則で、量が多い
- 顔色不良で、心配気である
- バイタル: RR 20/min、P 115/min

6-78

症例 76

- 10才女児が、4時間にわたる進行性の頭痛で来院
- 過去2年間に、同様の発作が数回あったとのこと
- バイタル: RR 20/min、P 100/min T 37.3℃

6-79

症例 77

- 18ヶ月の幼児が2日間の発熱の既往でEDを受診
- 今日は食欲が低下しているが、今日の午後までは元気だった
- バイタル: RR 30/min、P 130/min T 39.0℃

6-80

症例 78

- 6才男児が、丸一日続いている発熱と咽頭痛で来院
- 母親は、この冬に罹患した感染症の回数の多さを気にしている
- バイタル: RR 24/min、P 110/min T 39℃

6-81

症例79

- 生後11ヶ月の乳児が母親に抱かれて来院
- 下痢はないが、今朝から3回ほど嘔吐し、それからぐったりしている
- 5日ほど前の夕方、余りに泣き続けるので近医で点滴をしてもらって良くなった
- 前額に青痣があるが、昨日3歳の兄にオモチャで叩かれた跡だとのこと
- バイタル：RR 20/min 整　P 120/min

JSPICC:Japanese Society of Pediatric Intensive and Critical Care

6-82

症例80

- 4才男児が、母親に伴なわれて来院
- 話しはできる、活気なく不機嫌、ぐったり
- 顔面は蒼白　しかしチアノーゼはない
- 呼吸は荒々しいが咳はない
- 一昨日は元気で幼稚園に行った
- 昨日朝から元気がなく、風邪だと思い休ませた
- 朝お腹が痛いと、1-2回吐いたが下痢はない
- その後眠ってしまいお昼は食べていない
- いつもの風邪とは違うと母親が訴える
- バイタル: RR 30/min 不規則、P 160/min 弱い T. 37.8℃

JSPICC:Japanese Society of Pediatric Intensive and Critical Care

6-83

P-CTAS

- この教育資料は、CAPE（カナダ救急医学会）が作成したP-CTAS教材の一部を、日本語化したものです。
- 著者の一人である、前トロント小児病院救急部長 Dr. Anna Jarvis先生のご尽力により日本小児集中治療研究会（JSPICC）に翻訳許可が与えられ、宮坂勝之が代表責任者として翻訳監修を行いました。
- ガイドライン全文の翻訳ではありませんので、実際の使用にあたっては、急性期医療を担当する医師の十分な監督のもとにお願いします。
- このガイドラインの客観的にエビデンスを持った運用のためにも、許可ない改訂、複写をしないでください。

日本小児集中治療研究会2006年12月

症例研究（□6）解説

症例1　この患児は Level II です。
バイタルサインで、頻脈はありますが、低血圧はありません。
ただ腹痛は疼痛スケールで 8/10 と強く、腹腔内出血といった、より重篤な病態が潜んでいる可能性があります。

症例2　この患児は Level III です。
もし、呼吸窮迫があったり唾液を飲み込めないようであれば、Level II とすべきでしょう。食道異物の多くは自然に胃に流れ落ちます。バイタルサインは安定しており、気道閉塞症状はありません。気道閉塞症状や呼吸窮迫の兆候をみのがさないように、待合室でも観察が必要です。

症例3　この患児は Level III です。
痙攣がありましたが、今は落ち着いており、痙攣後の問題の時期は過ぎています。痙攣の既往があり、完全に回復して今何も問題がない患児は、安全に Level III にトリアージできます。痙攣後混乱などの症状が見られる場合には、Level II にトリアージします。

症例4　この患児は Level II です。
おそらく糖尿病性ケトアシドーシス（DKA）でしょう（トリアージの目的は診断名をつけることではなく、病状を評価することです）。呼吸状態は異常で、具合が悪そうであり、血糖値も高いです。血糖値は 10mmol = 180mg/dl であり、30mmol/L = 540mg/dl です。

症例5　この患児は Level I です。
意識状態も悪く、呼吸も循環も悪いです。迅速な蘇生と積極管理が必要です。

症例6　この患児は Level I です。
患児は虫刺されによるアナフィラキシー反応状態であり、頻脈と口腔・

顔面腫脹があります。蘇生と患者の厳重なモニターの続行が求められます。こうしたフィールドでの患者の持ち運び用に、エピペンと呼ばれるエピネフリンの自己注射キットが日本でも販売されています。虫刺されだけでなく、食物アレルギーによるアナフィラキシーの初期治療に用いられます。

症例 7 この患児は Level II です。
この患児は出血とバイタルサインの異常があります。心拍数は、6歳児の正常より 1 SD 上です。扁桃腺摘出術後にみられる出血がある場合、すべて Level III になります。加えて心拍数が多い（pulse ＞ 125/min）などのバイタルサイン異常があれば Level II です。日本では少ないですが、扁桃腺摘出術を日帰り手術として行っている施設もあります。出血の多くは術後 24 時間以内ですが、中には数日後という症例も知られています。

症例 8 この患児は Level II です。
バイタルサインでは、心拍数が正常より 1SD 上と、増加しています。著しい脱水があると考えられます。

症例 9 この患児は Level III です。
疼痛スコアでは中等度の痛みで、バイタルサインは安定しています。この疼痛レベルだけで、Level III に区分けされます。疼痛スケール使用により、客観的な評価が可能になります。施設の医療指示で、鎮痛薬（イブプロフェン：非ステロイド系抗炎症薬）を投与し、痛みが緩和され Level IV となって現在待合い中。訴え相応の状態となっている。

症例 10 この患児は Level I です。
腹部の鈍的外傷があり、強い症状とバイタルサインに異常がみられます。

症例 11 この患児は Level III です。
前腕骨折があり、Level III に区分されます。この前腕骨折が現在の女

児の最大の問題です。軽微な頭部外傷は Level IV になります。意識喪失、嘔吐、頭痛はなく GCS は 15 です。顔面の裂傷は、出血は止まっていますが、縫合の必要があり Level IV です。常に、数ある問題の中で最高のレベルのものにトリアージレベルを合わせます。

症例 12 この患児は Level IV です。
軽微な頭部外傷があります。この乳児の振る舞いは正常です。

症例 13 この患児は Level I です。
この乳児は反応がなく、緊張もなくきわめて重症です。生理学的な評価では Level II です。不機嫌で、被刺激性が高く、低緊張性、頻呼吸の乳児はトリアージ区域でバイタルサインを測定すべきではなく、ただちに蘇生に入り、全身状態の把握を行うべきです。

症例 14 この患児は Level IV です。
この患者は意識清明で活発で機嫌もよいです。軽度の頭部外傷後ですが、バイタルサインや GCS も正常です。

症例 15 この患児は Level I です。
この状態での来院はアナフィラキシーショックです。バイタルサインの測定はせず、ただちに蘇生に入るべきです。

症例 16 この患児は Level III です。
この女児は、本人は否定していますが、中等度の服毒のリスクがあり、注意深い観察が必要です。各施設の ED では、こうした、精神問題を持った患者の安全監視手順を準備しておくべきです。施設によっては、医療指示として、トリアージスタッフが医学的な評価の前に、危機介入をするようにしている場所もあります。

症例 17 この患児は Level I です。
気道閉塞状態である、著しい低酸素症の状態である可能性があります。直ちに蘇生と、積極的な治療が必要です。

症例 18 　この患児は Level II です。
　　　　　　GCS 14 の頭部外傷で、多少の混乱があり Level II にトリアージされます。運転手が死亡し、また救出まで 45 分もかかったたほどの重大な交通事故であり、潜在する重大な外傷や内臓損傷、合併症を慎重に除外する必要があります。

症例 19 　この患児は Level II です。
　　　　　　抗癌剤治療を受けた患者の発熱は常に Level II です。重篤な、致死的な敗血症で数時間以内に命を失うことがあります。

症例 20 　この患児は Level IV です。
　　　　　　呼吸にも問題がなく、アナフィラキシーも疑われない。

症例 21 　この患児は Level IV です。
　　　　　　軽度の頭部外傷ですが、特に問題はなさそうです。血友病といった出血性素因があるかないかだけは、頭蓋内出血の可能性があるだけに、確かめる必要があります。

症例 22 　この患児は Level III です。
　　　　　　呼吸窮迫の既往がある乳児。（無呼吸アラームを自宅で使用中）医師の診察を待つ間に、完全な患者評価と適切なモニターを行う。

症例 23 　この患児は Level II です。
　　　　　　服毒による薬物中毒として取り扱います。病歴はあてにできません。低換気、意識低下、その他の合併症に注意します。

症例 24 　この患児は Level II です。
　　　　　　血管損傷を含む、疼痛を伴う四肢の骨折がある状態です。合併するほかの部位の損傷にも注意します。

症例 25 　この患児は Level I です。
　　　　　　今痙攣中ですので、医師と看護師により、気道確保の上痙攣を止める必

要があります。トリアージ区域でバイタルサインをとる必要はありません。EDに到着前の救急車からの連絡により、適切な場所、人員、機材などの準備が可能です。

症例26 この患児はLevel IIです。
トリアージスタッフは、腹部外傷の患者の場合は必ず、脾臓破裂と低血圧の可能性を頭に入れておきます。中等度の頻脈で騙されないこと。思春期の運動選手では、心拍数110/分は正常の2倍である可能性があります。入院ベッドの有無はトリアージレベル決定に影響すべきではありません。

症例27 この患児はLevel IVです。
これはちょっとした外傷で急性の問題はありません。外傷のあと患児は歩くことができましたので、重大な骨折が除外できたといえます（Ottawa Ankle Rules）。施設のあらかじめの医療指示により、トリアージスタッフによりこの患者の管理が開始され、直接にレントゲンが撮られるべきです。
Ottawa Ankle Rulesとは、不要なレントゲン撮影を減らすために、受傷直後の加重不能や歩行困難などをチェックして、レントゲン撮影の適応を決める、カナダのオタワのStiellらのグループが提唱した基準のこと。Ottawa Knee Rulesもあります。

症例28 この患児はLevel IIIです。
あまり元気がなく、比較的強い痛みがあります。急性虫垂炎が疑われますが、ほかの診断の可能性も考えに入れるべきです（P-CTASの目的は診断をつけることではありません）。

症例29 この患児はLevel Vです。
今の喘息の症状と、その程度を聞くことが大切です。可能なら、トリアージの段階で簡易ピークフロー計での測定もよいです。バイタルサインと酸素飽和度測定も、喘息の評価には重要です。この患児は無症状で、Level Vにトリアージされます。

症例 30　この患児は Level II です。
　　　　　　致死的なジギタリス中毒の可能性があります。厳密な患者モニターと薬剤の吸収を減らすために早期の介入が重要です。トリアージスタッフは、中毒センターに連絡をとり、患者管理の助言を受けるべきです。中毒センターからの情報は、担当医師が治療方針を決めるのにも重要です。

症例 31　この患児は Level II です。
　　　　　　著しい喘鳴と努力呼吸を伴う中等度から重度のクループです。この患児は Level II であり、すぐに担当看護師による全身の評価と患者モニターが開始されるべきです。クループは、あらかじめの特別な医療指示により看護師が治療できる、小児期に良くみられるいくつかの病態のひとつです。呼吸困難が著明な場合には、トリアージでバイタルサインをとることなく、ただちに対応を開始します。

症例 32　この患児は Level II です。
　　　　　　シャント機能不全による脳圧亢進症状の可能性があります。発達遅延のある患児の場合、一般の風邪と有意な脳圧亢進症状を区別することは難しいです。介護者の話をよく聞き、気になることを聞き出します。患者の過去のカルテを参照することで、状況が正しく把握できます。

症例 33　この患児は Level II です。
　　　　　　この女児には2つの問題があります。歯芽の損傷と、唇の裂傷です。歯科的損傷は、一定の時間内に移植をしないと定着しないため、Level II です。トリアージスタッフは、医師の診察の前に担当歯科関係者に連絡し、歯科医によるしかるべき処置の流れにのせられるように、常に連絡電話番号を確保しておくべきです。裂傷に対して初期対応は行うべきですが、縫合などの込み入った対応は歯科救急の対応の後で十分です。
　　　　　　安全な自転車の乗り方の教育も重要です。どんな場合も同じですが、トリアージ看護師は、患者に何か特別の問題が潜んでいないか常に注意をはらいます。例えば、予防接種が完全に実施されているか？　心内膜炎予防の抗生物資投与は必要か？　出血素因はあるか？

症例34 この患児は Level II です。

神経血管系がかかわる骨折は、Level II です。激痛のために、ほかの重大な病変が見落とされていないか、慎重に評価する必要があります。

症例35 この患児は Level II です。

外傷があるなしにかかわらず、急性の睾丸痛では、まず睾丸捻転を除外する必要があります。睾丸が壊死に陥らずに回復できる時間が限られており、Level II にトリアージされます。

症例36 この患児は Level IV です。

トリアージ看護師は患者の疼痛を正確に評価し、タイレノールが投与された時間と量を把握します。さらなる鎮痛剤投与が必要かもしれません。再評価を続け、母子を安心させ、痛みがひけることの確認が重要です。疼痛スケールで痛みが中等度の 4～7/10 であれば Level III、もし 8～10/10 であれば Level II となります。

症例37 この患児は Level II です。

重症感と髄膜炎症状の存在のために、Level II です。ただちに患者評価とモニターが必要です。

症例38 この患児は Level IV です。

軽微な外傷の病歴です。神経学的な症状、循環血液量低下の兆候もありません。裂傷も出血もないようであり、本格的な治療開始が受傷後 8 時間くらいまで遅れても安全です。適切な初期治療だけはしておきます。

症例39 この患児は Level II です。

この患者は日本では少ない黒人に多い鎌状赤血球症の症例です。鎌状赤血球症の発作があった場合には迅速に治療しなければなりません。早期介入すればそれだけ合併症（脳梗塞、麻痺など）も少なくなります。介護者が今までの経緯をよく知っていますので、その情報が役にたちます。過去のカルテをよく参照して、治療の経過を把握します。

症例 40　この患児は Level II です。
　　　　　　　患児にとっても周囲のスタッフにとっても、まず大切なことは、この患児の暴力的な行動を止めることです。薬物により抑制する必要があるかもしれません。なにか基礎疾患があってそうした状況になっているのか、よく判断する必要があります。

症例 41　この患児は Level V です。
　　　　　　　この患児が待合室にいる間のトリアージ看護師の役目は、優しく接してあげて、家での目の手当の仕方を教えることです。目の痒みをやわらげる手当（冷罨法など）を講じます。

症例 42　この患児は Level III です。
　　　　　　　異臭を放つ膿性鼻汁は、鼻異物が長期間存在している可能性を示します。3歳児は普通検査に協力はしてくれませんので、鎮静あるいは麻酔下の検査目的で、小児医療の専門施設に送る必要があるかもしれません。

症例 43　この患児は Level III です。
　　　　　　　バイタルサインは正常で、出血性ショックの症状はありません。トリアージスタッフは、母親に鼻血の止血法を教え、時々再評価して鼻出血が止まっているか確かめます。鼻出血は一般に、実際の出血量よりも相当多目に見られ、重篤に考えられる傾向があります。血液が流れ続けたり、出血量が相当多い（タオルのしみ具合や膿盆へのたまり具合から）場合には、Level III にトリアージします。タオルに少し滲む程度の出血であれば、Level IV にトリアージします。

症例 44　この患児は Level I です。
　　　　　　　多発の鈍的外傷があり、迅速な積極治療が必要です。バイタルサインは異常で、循環虚脱やショックが存在する可能性が示唆されます。明らかな多発外傷がある場合には、トリアージでバイタルサインをとる必要はありません。救急隊員から、来院時までのバイタルサインの流れの記録を得ることは可能です。

症例 45　この患児は Level I です。
　　　　　この患児は、意識障害があった時間があり、呼吸障害や、低酸素、誤嚥の合併症という重大なリスクがあります。

症例 46　この患児は Level II です。
　　　　　胸部、大腿部損傷から推察するに、相当な外傷があったと想像されます。何か隠された損傷がないか、十分に検索する必要があります。十分な患者モニターを続けるとともに、大腿部の固定、疼痛除去を行います。

症例 47　この患児は Level II です。
　　　　　意識状態が変化しており、迅速な対応が必要です。既往歴が不自然です。寝返りをうっておしめ交換台から転げ落ちる3カ月乳児。そしてそれだけで痙攣まで発症することはまれです。虐待を除外する精査が必要です。

症例 48　この患児は Level I です。
　　　　　一番目立つ損傷は、顔面です。しかし、頸部の穿通創と腫脹から、気道閉塞の可能性への進行が懸念されます。この乳児は、迅速な看護師及び医師の介入が必要であり、またベッドから落ちたことによるほかの外傷の可能性も十分に検索します。

症例 49　この患児は Level I です。
　　　　　熱傷は全体表面積の25％以上に及んでおり、気道にもかかわっている可能性があります。熱傷の広がりが、病歴からは説明がつきません。この男児は、迅速な患者評価が求められます。熱傷部位は、湿性のガーゼで覆い、熱傷の拡大を防ぐとともに、感染を防止します。十分な鎮痛が必須です。

症例 50　この患児は Level II です。
　　　　　呼吸困難があり、完全な患者評価と症状改善が必要です。

症例 51　この患児は Level V です。
　　　　　おそらく、水痘症でしょう。バイタルサインは正常の範囲内であり、重

い病気にはみえません。Level V としてよいと考えます。しかしこの女児は、通常の外来患者群からは隔離されるべきです。

症例 52　この患児は Level V です。
おそらく虫さされの反応でしょう。この患児は待合室に案内します。冷たい圧迫がそう痒感を取り去り、掻きむしりしなくなります。

症例 53　この患児は Level III です。
心拍数、呼吸数は正常の上限です。呼吸困難や明らかな脱水はありません。末梢循環も、筋緊張も正常です。哺乳困難や泣き騒ぎは、正常の新生児の行動でもあれば、感染（尿路感染など）を意味する場合もあります。

小さな乳児（特に生後 28 日以内の新生児）では、明らかに見た目で Levels I とか Levels II でないかぎり、トリアージレベル決定には、詳しい病歴聴取が必要です。施設の手順として、小さな乳児を待たせる場合には、特別に隔離された、哺乳も可能な場所になるようにすべきです。

症例 54　この患児は Level II です。
喘息は小児では最も良く見られる慢性疾患です。呼吸困難の正確な理由を同定する必要はありませんが、呼吸困難が存在することを認識することが大切で、悪化が進む前に介入を開始します。胸が堅い場合、聴診上で喘鳴があり、呼吸音も減弱します。呼吸音が聞こえず静かであっても呼吸困難がある状態の存在に注意。

施設によるあらかじめの看護師への医療指示（medical directives）により、喘息発作再発例の場合、医学的な評価介入前に看護師による症状緩和処置を許可しておきます。看護師による吸入処置で症状が緩和されれば、安全に Level III に区分でき、医学的な評価を待ちます。これは、最初のトリアージ区分が間違えていたということではなく、患児の呼吸困難を適切に認識し、対処し、改善できたことを意味します。

症例 55　この患児は Level II です。
傾眠傾向があり、呼吸数が早く、蒼白であることから呼吸窮迫状態ある

ことがわかります。傾眠傾向、哺乳不良、啼泣時チアノーゼの存在は、心不全か先天性心疾患の存在を示唆します。患児には完全な評価とモニターが必要です。到着時に既にチアノーゼがあったり、明らかに呼吸窮迫があれば、トリアージ区域でバイタルサインをとる場合でなく、トリアージレベルは Level I です。

症例 56 この患児は Level II です。
発熱と発疹で来院した患児は、空気感染性の伝染疾患でないことが否定されるまでは、ほかの患者から隔離されるべきです。抗生物質に不応の高熱と、ここにみられる所見からは、この患児は急性病態にあり、看護師による速やかな患者評価と対応が必要です。

川崎病：この症例は、例えば川崎病があてはまります。4歳以下の小児に発症し、原因は不明ですが、アジア系の人種に多いとされます。北アメリカでは、小児の後天性心疾患（例えば冠動脈瘤）で最も多い原因だとされます。

感染経路：大きく4つに分類されます。
①経皮（虫刺し）、②接触、③経口、④経気道
一般臨床家に分かりにくいのは空気感染と飛沫感染の区別だと思います。

空気感染：病原体を埃などと一緒に（直径5μm以下の**飛沫核**として）吸い込んで感染する。飛沫核は90cm以上浮遊します。予防は抗生のマスク、あるいは特別な空調です。麻疹、水痘、結核、（SARS）などがこの感染経路になります。

飛沫感染：咳やくしゃみにより、病原体をそのまま（水分を含む飛沫として）吸い込んで感染飛沫は水分を含み重いため、90cm以上には飛散しません。したがって感染源から90cm以上離れていれば直接の飛沫感染はありません。百日咳、RSビールスなどの上記以外の多くの病原体は、この形式になります。患者から離れていれば、直接の飛沫感染はありま

せんが、直接、間接を含め接触感染は問題です。手指の消毒は、常に有効な感染防止策です。

症例 57　この患児は Level I です。
既に気管挿管されていて、痙攣後で、意識はなく、バイタルサインの異常もあります。ただちに蘇生が必要です。状況から虐待が疑われます。

症例 58　この患児は Level IV です。
軽い痛み、視力に問題がない、明らかな異物が見えないことから、緊急性は低いです。介護者を安心させ、痛みを評価し、必要なら鎮痛薬を投与します。暗くした部屋で待たせた方がよいかもしれません。

症例 59　この患児は Level IV です。
急性の病気はありません。母親に、この女児がトイレに行くときに教えるように指示しておきます。そして、尿検査用に尿採取をします。

症例 60　この患児は Level I です。
呼吸がなく、徐脈ですので、心肺停止が避けられない状況です。おそらく、重症の喘息発作の増悪なのでしょう。たとえ喘息の患者であっても、小児では気道閉塞を伴う気道異物の可能性が常にあります。

症例 61　この患児は Level I です。
この乳児は刺激に対し応答がなく、循環も悪い状態です。臨床的には循環不全、ショック状態であり、心停止が免れません。

症例 62　この患児は Level I です。
呼吸窮迫の症状があります。基礎疾患の筋ジストロフィーでは誤嚥と肺感染症による呼吸不全の可能性が常にあります。筋ジストロフィーでは、主たる呼吸筋の横隔膜の筋力は保たれていますが、ほかの呼吸筋は弱っています。軽微な呼吸器感染でも、呼吸不全に陥ります。筋ジストロフィーの患者は、感染などの間、短時間ですが呼吸補助を必要とします。介護者の話をよく聞き、呼吸不全に向かっている症状があるか確認

します。

症例 63 この患児は Level V です。
おそらく、モニリア性口内炎でしょう。免疫抑制された患者や脱水症患者でないかぎり、緊急性はありません。隔離も不要です。

症例 64 この患児は Level II です。
陰茎の血流が阻害される可能性があり、緊急の対応が必要です。激しい疼痛があるため、医療指示により鎮痛薬を投与します。

症例 65 この患児は Level IV です。
骨性の異常がなく、皮膚所見も、神経血管異常もありませんので Level IV にトリアージします。この患者の一般的な処置は、腕を固定、冷却、挙上し、医療指示に従い画像診断と疼痛治療になります。

症例 66 この患児は Level III です。
この 12 歳女児は、学校の養護教員が来るまで待合室で待たせてよいと思われます。両親、警察、児童相談所が病院に向かっています。看護師の役割は、年齢発達に応じた支援と、プライバシーと快適性の提供です。虐待の可能性がある場合の詳細な病歴聴取が必要で、トリアージ区域で完結することは不可能です。
なぜ救急に来ているかの理由を聞き、答を言葉どおりに記載しておくのがよいでしょう。患児に痛みや身体的な問題（出血など）がないことを確認する必要があります。こうした児童をどう扱うかの手順を作っておくべきです。虐待対応チームを当直制で持っている施設もあります。

症例 67 この患児は Level II です。
トリアージスタッフは切断された指を見てはいませんが、この患児は看護スタッフによる完全評価が必要です。受傷機転と、母親の観察を参考にトリアージレベルを決めます。患児には強い痛みがあり、怪我を完全に評価するのには、年齢に応じた十分な患者の支援を提供する必要があります。速やかな創傷処置と、痛みへの対応が必要で、患者が横たわる

ことができる場所での処置が好ましいです。実際診察した場合、傷はいわれたほど重症でない場合もあります。とりあえずガーゼをかけ、鎮痛薬を与え、母親と子どもを慰めて、医師の診察前に必要ならレントゲンを撮影しておきます。指の切断が完全に近い場合、上記と同じ対応に加えて、切断指の再接合の可能性に備えた準備を開始しておきます。

症例 68　この患児は Level IV です。
腕に神経血管系の異常はありません。おそらくレントゲン撮影を行うことも不要です。

症例 69　この患児は Level V です。
疣や母斑の類の処置は救急部門の仕事ではありません。地域の事情により、適切な対応を教えてあげます。

症例 70　この患児は Level V です。
こうした単純な皮膚掻痒でも、待合室内で隔離をしたほうがよい場合があります。地域の事情により、適切な医療施設での対応を教示します。

症例 71　この患児は Level III です。
小児期の胃腸炎は、単純な栄養指導から、蘇生が必要なものまで、幅広い病態が含まれます。重要な点は、年齢と脱水の程度です。小児期全体を通じて、食欲の低下と、いつもより元気がない、との訴えは、患児の状態に問題があることを意味する信号です。

症例 72　この患児は Level IV です。
年長児の場合、脱水の程度の評価にはバイタルサインが有用です。この家族の場合、待合室で待つ間から、胃腸炎と経口脱水補正治療の教育が必要です。待ち合いの間も時々再評価をして、医師の診察までの間に悪化していないことを確認します。

症例 73　この患児は Level III です。
虫歯や歯肉膿瘍での夕方の来院は、痛みの強さからよくあることです。

客観的な疼痛スケールを用いることにより、適切なトリアージレベルを割り付けます。

症例 74　この患児は Level IV です。
単純であっても、顔面の感染は両親にとっては一大事です。発熱がなく、局所的な発疹であることは、重要な所見です。

症例 75　この患児は Level II です。
痛みを伴う性器出血の場合、循環系の安定性の評価と客観的な疼痛評価が必要です。思春期の患者では、妊娠と骨盤内炎症疾患を考えに入れます。

症例 76　この患児は Level III です。
急性の頭痛の場合、強さ、以前の発作、その他神経学的な問題を把握します。突然の強い発症あるいは局所的な神経所見がある場合は、Level II にトリアージします。この場合、発症の時間を正確に記録しておく必要があります（急性血栓融解療法などが必要の際のため）。だいたいは、待ち合いの間の鎮痛剤の投与が役にたちます。偏頭痛患者はほかに神経学的な問題を持っている場合があります。毎回の偏頭痛発作で、前回までの発作と比較し、何か有意な違いがあるか確認します。

症例 77　この患児は Level III です。
乳児では、単純なビールス感染による高熱での来院が多く見られます。施設によっては、発熱患者手順を決め、こうした患者でも再評価を組み入れることで、Level IV にトリアージすることも可能です。

症例 78　この患児は Level IV です。
発熱は、小児期ではよくある来院症状です。幼小児であったり、重症感が見られる場合には、より重症な状況の可能性があり、Level II にトリアージします。

症例 79　この患者は Level II です。
虐待が疑われます。母親が連れて帰るという前に入院させて検査、詳細な病歴聴取が必要です。

症例 80　この患者は Level II です。
比較的に急性の発症、両親のいつもと違う重症感の訴え、実際に大変弱々しい、腹痛があるにもかかわらず消化器症状がない、などから急性心筋炎が疑われます。速やかかつ厳重な患者モニター、心電図検査、心エコー検査が必要 ECMO など循環補助の体制準備が必要となる場合があります。来院時不整脈や低血圧があれば、Level I にトリアージされます。

【参考文献】

1) Canadian Association of Emergency Physicians
   Canadian Paediatric Triage and Acuity Scale.
   Can J Emerg Med. 3: Suppl, 2001
   (http://www.caep.ca/template.asp?id=73A22E40F89D41FA9CB85D938611B8C0)

2) 宮坂勝之、阪井裕一、清水直樹
   わが国における小児救急医療の現状と課題
   プレホスピタル・ケア 51:2-8, 2002

3) Bergeron S, Gouin S, Patel H, et al.
   Comparison of triage assessments among pediatric registered nurses and pediatric emergency physicians.
   Acad Emerg Med. 9: 1397-1401, 2002

4) Thomas D.
   Special considerations for pediatric triage in the emergency department.
   Nursing Clinics of North America. 37: 145-159, 2002

5) Bergeron S, Gouin S, Bailey B, et al.
   Agreement among pediatric health care professionals with the pediatric Canadian triage and acuity scale guidelines.
   Pediatr Emerg Care. 20:514-518. 2004

6) 林幸子
   看護師によるトリアージを実施して；現状と課題
   日本小児救急医学会雑誌 3:141-145, 2004

7) 宮澤佳子
   小児のトリアージの特徴と実際
   看護技術 51:26-30, 2005

8) 清水直樹、上村克徳、阪井裕一、他
   小児救急医療体制充実化のためのトリアージシステムの有用性の検討
   日本小児科学会雑誌 109:1319-1329, 2005

9) Gouin S, Gravel J, Amre DK, et al.
   Evaluation of the Paediatric Canadian Triage and Acuity Scale in a pediatric ED.
   Am J Emerg Med. 23:243-247, 2005

10）清水直樹、宮坂勝之
    2005年版 PALS について
    小児看護 29: 894-903, 2006

11）清水直樹
    国立成育医療センター救急センターにおけるトリアージシステムの概要
    平成17年度日本看護協会看護政策研究事業
    「小児救急医療における看護師のトリアージの有効性に関する研究」報告書 p27-36, 2006

12）上村克徳、清水直樹、阪井裕一、他
    初期評価とトリアージ
    小児看護 29: 820-828, 2006

● ─── 著者略歴

宮坂 勝之（みやさか かつゆき）
- 1969年　信州大学医学部卒
- 1970年　国立小児病院麻酔科医員
- 1973年　トロント大学医学部トロント小児病院麻酔・ICUレジデント
- 1974年　ペンシルバニア大学医学部フィラデルフィア小児病院ICUフェロー
- 1975年　トロント大学医学部麻酔学教室臨床講師
- 1977年　MGHフェロー，国立小児病院麻酔科医員
- 1984年　国立小児病院小児医療研究所病態生理研究室長
- 1988年　国立小児病院麻酔集中治療科医長
- 1999年　トロント大学医学部麻酔学教室 AW Conn客員教授
- 2000年　国立成育医療センター医療情報システム準備室長
- 2002年　国立成育医療センター手術集中治療部長
- 2006年　長野県立こども病院院長　現職
  日本小児麻酔学会理事，日本小児集中治療研究会代表世話人，
  PALS/BLSプログラムディレクター

清水 直樹（しみず なおき）
- 1990年　千葉大学医学部卒業，同附属病院小児科研修
- 1995年　国立小児病院麻酔集中治療科レジデント
- 1998年　カナダ・トロント小児病院集中治療部臨床フェロー
- 2000年　カナダ・トロント小児病院救急部臨床フェロー
- 2002年　国立成育医療センター救急診療科医員，PALS リードインストラクター
- 2006年　国立成育医療センター手術集中治療部医長
- 2008年　君津中央病院救命救急センター救急・集中治療科部長　現職
  国立成育医療センター研究所成育政策科学研究部

小児救急医療でのトリアージ
P-CTAS：カナダ小児救急トリアージ・緊急度評価スケールを学ぶ　〈検印省略〉

2006年11月20日　第1版第1刷発行
2008年12月12日　第1版第2刷発行

定価（本体3,800円＋税）

　　著　者　宮坂 勝之，清水 直樹
　　発行者　今井　良
　　発行所　克誠堂出版株式会社
　　　　　〒113-0033　東京都文京区本郷 3-23-5-202
　　　　　電話（03）3811-0995　振替 00180-0-196804

ISBN978-4-7719-0317-3 C3047 ¥ 3800 E　　　印刷　株式会社シナノ
Printed in Japan　©Katsuyuki Miyasaka, Naoki Shimizu 2006

・本書の複製権・翻訳権・上映権・譲渡権・公衆送信権（送信可能化権を含む）
　は克誠堂出版株式会社が保有します。
・JCLS 〈㈱日本著作出版権管理システム委託出版物〉
　本書の無断複写は著作権法上での例外を除き禁じられています。複写される
　場合は，そのつど事前に㈱日本著作出版権管理システム（電話 03-3817-5670,
　FAX 03-3815-8199）の許諾を得てください。